아이가 자연스럽게 익히는 예방법과 대처법

아이와 함께 읽는
응급처치법

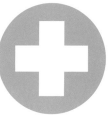

쇼난 ER 지음 ★ 김정환 옮김

시그마북스
Sigma Books

아이와 함께 읽는 응급처치법

발행일 2025년 1월 10일 초판 1쇄 발행

지은이 쇼난 ER

옮긴이 김정환

발행인 강학경

발행처 시그마북스

마케팅 정제용

에디터 최윤정, 최연정, 양수진

디자인 강경희, 김문배, 정민애

등록번호 제10-965호

주소 서울특별시 영등포구 양평로 22길 21 선유도코오롱디지털타워 A402호

전자우편 sigmabooks@spress.co.kr

홈페이지 http://www.sigmabooks.co.kr

전화 (02) 2062-5288~9

팩시밀리 (02) 323-4197

ISBN 979-11-6862-310-1 (73510)

TAISETSU NA HITO NI HANASHITAKU NARU KARADA TO INOCHI NO NAZENANI
BUTSUKETARA ITAI NOWA DOSHITE？ KEGA O SHITARA DOSURU？
©SHONAN ER 2024
First published in Japan in 2024 by KADOKAWA CORPORATION, Tokyo.
Korean translation rights arranged with KADOKAWA CORPORATION, Tokyo
through Danny Hong Agency.

イラスト 寺崎 愛
デザイン chichols

＊시그마북스는 ㈜시그마프레스의 단행본 브랜드입니다.

어떻게 해야
매일 건강하게 살 수 있을까요?

학교에서 수업을 마치고 집으로 돌아왔을 때, **깨끗하게 씻지 않은 손에는 무엇이 달라붙어 있을까요?** 사탕이 목에 걸려서 괴로울 때, **목구멍 속에서는 무슨 일이 일어났을까요?** 머리에 헬멧을 쓰지 않고 자전거를 타다가 **넘어져서 머리가 땅에 부딪치면 머릿속에서는 무슨 일이 일어날까요?**

이런 궁금증을 풀어 주기 위해 **몸과 생명의 전문가인 응급의학과 의사**들이 여러분을 몸속의 **'눈에 보이지 않는 세계'**로 안내합니다. 틀림없이 여러 가지 새로운 발견을 하고 깜짝 놀라게 될 거예요.

자신의 몸이나 생명과 관계된 눈에 보이지 않는 세계를 알면 왜 어른들이 "위험하단다", "조심하렴"이라고 주의를 주시는지 알게 될 거예요. 그뿐만이 아니랍니다. 하루를 건강하고 즐겁게 사는 것이 사실은 굉장히 소중한 일임을 깨닫게 될지도 몰라요. 그러니 **몸과 생명의 비밀**을 알고, 여러분이 내일도 건강하게 살기 위한 방법을 함께 궁리해 봐요.

그런데 여러분은 학교 공부나 숙제를 좋아하나요? 새로 배운 것을 확실히 기억하는 가장 좋은 방법은 **'다른 사람에게 가르쳐 주는 것'**이랍니다. 좋아하는 게임의 숨겨진 공략법이라든가 좋아하는 춤처럼, 이 책을 읽다가 **'아하! 그렇구나!'**라고 느낀 것이 있으면 친구나 가족에게 가르쳐 주세요. 그러면 여러분도 성장할 수 있고, 다른 사람들도 새로운 발견에 가슴이 두근거릴 거예요!

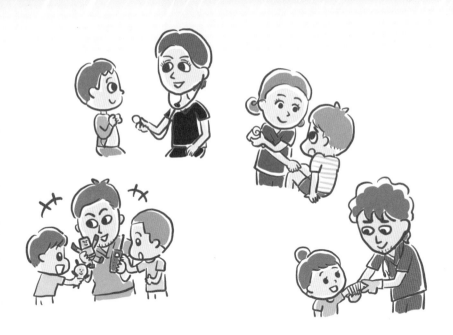

우리는 병원의 응급실에서 일하는 의사예요

우리는 응급실 또는 ER이라고 부르는 곳에서 일하고 있어요. 병에 걸렸거나 다쳐서 갑자기 몸 상태가 나빠졌을 때 찾아오는 곳이지요. 갓난아기부터 할아버지 할머니까지 다양한 사람이 찾아오는데, 환자 중에는 감기처럼 흔히 볼 수 있는 병에 걸린 사람도 있고 생명이 위태로운 상태인 사람도 있답니다.

목숨이 다해서 죽으면 더는 즐겁게 놀 수도, 부모님이나 친구 같은 소중한 사람들과 만날 수도 없어요. 그런 슬픈 일이 일어나지 않도록 생명을 구하는 것이 우리의 일이랍니다. 모두가 안심하고 안전하게 살 수 있었으면 좋겠네요.

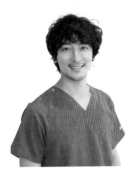

세키네 이치로
응급실의 리더

즐거운 일이 일어나기를 기다리기보다 매일의 생활 속에서 즐거움을 찾아내려 하는 성격. 우리는 모두 자기 인생의 주인공입니다! 매일 즐겁게 살 수 있는지는 자신에게 달려있지요! 우리 함께 재미있고 즐겁게 살도록 해요!☆

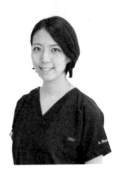

데라네 아야
기운 넘치는 엄마

응급실에서는 모두의 건강을 지키는 의사, 집에서는 가족을 보살피는 엄마랍니다. 병원에서도 집에서도 언제나 풀 파워! 모두가 건강하게 하루하루를 보내는 모습을 보는 것이 가장 큰 기쁨이지요!

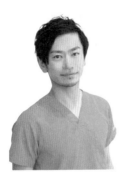

후쿠이 히로유키
분위기 담당

아이들을 웃게 하는 것이 가장 큰 즐거움인 응급실 의사. 가끔은 썰렁한 농담도 하지만, 한 명이라도 더 많은 아이를 웃기는 것이 목표랍니다. 몸의 구조와 부상, 병에 관해서 선생님과 함께 공부해 봐요!

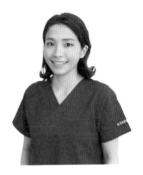

사사키 야요이
언제나 침착

저는 초등학생일 때 텔레비전 드라마를 보고 '응급실 의사'를 알게 됐어요. 그 뒤로 어려운 사람들을 돕는 의사가 되고 싶다고 생각했지요. 여러분은 장래에 어떤 일을 하고 싶은가요?

어른들에게 드리는 말씀

아이들의 성장에 맞춰서 이 책을 활용해 주세요

이 책은 응급의학과 의사가 감수한 그림책 형식의 특수한 책입니다. 대상 연령을 한정하지 않고 **아이의 성장에 맞춰서 다양한 방식으로 활용할 수 있도록 만들었습니다.**

가령 **2~3세의 유아**라면 함께 그림을 보면서 느낀 점을 이야기해 주세요. **초등학교 입학을 앞둔 연령**이라면 그림의 내용을 읽어 주고 설명해 주세요. 어른이 느낀 점을 이야기해 주는 것도 좋습니다. 그리고 **초등학생**에게는 먼저 본인이 책을 직접 읽게 한 다음 "어떤 내용이었니?"라고 물어보면서 대화를 나눠 보세요.

아이가 자기 나름대로 해석하거나 부모가 모르는 것을 알고 있는 경우도 틀림없이 있을 겁니다. 자신의 **몸과 생명**은 물론이고 가족이나 친구, 주위 사람들에 대해서까지 **상상력을 발휘하게 하는 것**이 이 책의 목적이랍니다.

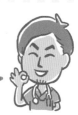

의학을 공부하는 현장에서는 "See One, Do One, Teach One"이라는 말을 자주 사용합니다. 눈으로 보면서 익히고, 직접 해 보면서 익히고, 타인에게 가르쳐 주면서 더욱 깊게 이해한다는 뜻이지요. 이 책도 그렇게 구성했습니다.

Teach

의사 선생님의 조언

많은 사람이 오해하는 점, 알아 두면 좋은 지식 등을 응급의학과 의사들이 가르쳐 줍니다. 소중한 사람에게 알려 주세요.

DO

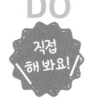
직접 해 봐요!

필요할 때 도움이 되도록, 스스로 몸을 지키는 방법을 아이가 직접 실천해 보면서 배웁니다.

See

배워 봐요 ❶

그림책의 아홉 가지 주제를 바탕으로, 아이도 할 수 있거나 어른의 도움이 필요한 효과적인 응급 처치, 예방 대책 등을 그림으로 알기 쉽게 소개합니다.

기억 하세요!

기억해 두면 도움이 되는, 친구들에게도 가르쳐 주고 싶어지는 지식.

읽어 줄 때의 포인트!

아홉 가지 이야기에서 응급실 의사가 전하고자 하는 메시지

① 피가 났어! P.28~

'상처가 생겼을 때는 소독 스프레이를 뿌리면 된다'는 오해입니다. 먼저 수돗물 등 깨끗한 물로 모래와 이물질 등을 잘 씻어 내 병균이 숨을 만한 곳을 없애는 것이 중요합니다.

② 머리를 부딪치면 위험해! P.36~

겉으로 보이는 출혈이 없어도 내출혈이 있을지도 모릅니다. 머리를 부딪치는 것은 생각보다 훨씬 위험합니다! 뇌의 손상도 염려되지요. 자전거 등을 탈 때는 반드시 헬멧을 쓰게 하세요.

③ 질식이란 뭘까? P.44~

아이가 게임 등에 열중하면서 누운 채로 간식을 먹거나 부모가 한눈파는 사이에 물건을 삼키면 큰 사고로 이어질 수 있습니다. 질식이 왜 발생하는지 이해하고, 아이도 실천할 수 있는 대처법을 함께 연습해 보세요.

④ 나도 모르게 열사병에? P.52~

고령자뿐만 아니라 어린이도 노는 데 열중한 나머지 수분 보충을 잊어버리면 자신도 모르게 열사병에 걸릴 수 있습니다. '물을 마셔야 해'라고 자각하는 것이 중요하지요. 아이의 행동 변화로 연결시켜 주세요.

⑤ 감기에 걸리고 싶지 않아! P.60~

감기나 인플루엔자, 신종 코로나, 식중독 같은 세균 또는 바이러스 감염증을 예방하는 첫걸음은 손 씻기입니다. 평소에 손을 씻는 습관을 들이도록 유도해 주세요. 또한 올바르게 씻는 것이 중요합니다.

⑥ 화상을 입었다!? P.68~

화상의 정도는 '열(원인)의 온도×접촉 시간'에 따라 결정됩니다. 즉시 '흐르는 물'로 열을 식혀야 하지요. 넓은 범위를 빠르게 식히고 환부를 깨끗하게 씻어 내는 것은 아이들도 충분히 할 수 있습니다.

⑦ 동물에게 물렸어! P.76~

고양이 같은 동물은 이빨이 가늘고 길어서 겉보기보다 상처가 깊을 때가 많습니다. 또한 동물의 입속에는 특수한 세균도 살고 있기 때문에 반려동물이라 해도 안심할 수 없지요. 동물에게 물렸다면 흐르는 물로 잘 씻어 내는 것이 중요합니다.

⑧ 물에 빠졌다!? P.84~

자연에서 물놀이를 할 때는 설령 얕은 곳이더라도 꼭 구명조끼를 입어야 합니다. 이것은 익사한 아이들을 봐 온 응급실 의사의 경고입니다. 즐거운 물놀이를 위해서도 자신의 몸을 지킬 방법을 알려 주시길 바랍니다.

⑨ 교통사고가 났다!? P.92~

부모가 안전벨트를 채워 줘도 금방 풀어 버리는 아이가 있습니다. 또한 안전벨트를 잘못 매는 바람에 내장이 손상된 사례도 있답니다. 가까운 곳을 갈 때도 방심하지 말고 올바르게 안전벨트를 매는 습관을 들여 주세요.

차례

머리말   어떻게 해야 매일 건강하게 살 수 있을까요? ·· 6

우리는 병원의 응급실에서 일하는 의사예요 ··· 8

어른들에게 드리는 말씀   아이들의 성장에 맞춰서 이 책을 활용해 주세요 ··············· 10

아홉 가지 이야기에서 응급실 의사가 전하고자 하는 메시지 ································· 11

제 **1** 장   **생명을 지키기 위해 꼭 알아 둬야 할**
몸의 구조

살아 있다는 것은 뭘까? 생명이란 뭘까? ·· 16

A 에어웨이 **기도**   공기가 지나가는 길 ·· 18

B 브리딩 **호흡**   숨을 들이쉬었다가 내쉰다 ··· 20

C 서큘레이션 **순환**   피의 순환 ··· 22

D 디스펑션 오브 씨엔에스 **중추신경계 기능장애**   뇌는 우리 몸의 사령탑 ··········· 24

제 2 장

다쳤을 때, 병에 걸렸을 때

몸속에서 무슨 일이 일어나는지 상상해 볼까?

상상해 봐요 ① **피가 났어!** 숨어 있는 병균을 물로 씻어 내자 ·········· 28

배워 봐요 ① 넘어져서 피가 났다면 어떻게 해야 할까? ·········· 34

상상해 봐요 ② **머리를 부딪치면 위험해!** 핏덩어리 요괴가 나타났어! ·········· 36

배워 봐요 ② 머리를 세게 부딪쳤다면 어떻게 해야 할까? ·········· 42

상상해 봐요 ③ **질식이란 뭘까?** 도와줘요, 산소맨! ·········· 44

배워 봐요 ③ 목구멍이 막혔다면 어떻게 해야 할까? ·········· 50

상상해 봐요 ④ **나도 모르게 열사병에?** 새빨갛게 익어 버린 세포를 구하자 ·········· 52

배워 봐요 ④ 열사병에 걸리지 않으려면 어떻게 해야 할까? ·········· 58

상상해 봐요 ⑤ **감기에 걸리고 싶지 않아!** 손 씻기는 정말 중요해 ·········· 60

배워 봐요 ⑤ 감기에 걸리지 않으려면 어떻게 해야 할까? ·········· 66

상상해 봐요 ⑥ **화상을 입었다!?** 빨리 흐르는 물로 식히자 ·········· 68

배워 봐요 ⑥ 화상을 입었다면 어떻게 해야 할까? ·········· 74

상상해 봐요 ⑦ **동물에게 물렸어!** 고양이는 귀엽지만 위험하기도 해 ·········· 76

배워 봐요 ⑦ 동물에게 물렸다면 어떻게 해야 할까? ·········· 82

상상해 봐요 ⑧ **물에 빠졌다!?** 구명조끼 거북아 고마워! ·········· 84

배워 봐요 ⑧ 물놀이를 하다 물에 빠지지 않으려면 어떻게 해야 할까? ·········· 90

상상해 봐요 ⑨ **교통사고가 났다!?** 안전벨트는 엄마의 포옹 ·········· 92

배워 봐요 ⑨ 교통사고가 났을 때 몸을 지키려면 어떻게 해야 할까? ·········· 98

칼럼 목표는 만점! 몸과 생명에 관한 퀴즈! ·········· 100

선생님, 가르쳐 주세요!!

[병원·병·몸·약…] 여러분의 궁금증을 해결해 줄게요!! ……………………… 101

Q 왜 병원에 가야 하나요? ……………………………………………… 102

Q 약을 잘 먹는 방법이 있나요? ……………………………………… 103

Q 예방 접종은 왜 하는 건가요? ……………………………………… 103

Q 가족이 쓰러졌는데 나밖에 없다면 어떻게 해야 하나요? ……… 104

　　119에 전화를 걸면 이런 대화를 나누게 돼요! 105

Q 내가 갖고 있는 약을 다른 사람한테 주면 안 되나요? ………… 106

Q 친구가 다쳤거나 몸 상태가 좋지 않으면 어떻게 해야 하나요? … 106

[칼럼] '배워 봐요' 페이지에 나왔던 도구들을 한 번 더 살펴보자! …… 107

어른 여러분에게　어른이 기억해 둬야 할 것들 ……………………… 108

[아이의 생명을 지킨다]

타박상·염좌에 응급 처치를 할 때는 RICE를 기억하세요 108

경련을 일으켰다면 회복 자세로 눕혀서 질식을 방지하세요 108

아이가 이물질을 삼켰다면 억지로 토하게 하지 말고 즉시 병원으로 데려가세요 109

어린이 열사병의 특징 109 | 이런 곳에 있었다면 꼭 손을 씻게 하세요 110

아이 화상의 특징과 예방 포인트 110 | 아이가 열이 날 때의 대처 111

아이가 물에 빠졌을 때는 111

[가족 또는 주위 사람들의 생명을 지킨다]

구급차를 불러야 할지 판단하기 어렵다면 112 | 사람이 쓰러졌다면(1차 소생 처치) 113

심장 마사지(가슴 압박)를 하는 방법 114 | AED를 사용하는 법 115

'몸과 생명에 관한 퀴즈!(100페이지)'의 정답

틀린 문제가 있으면 ⇒ 의 페이지로 돌아가서 다시 한번 읽자!

① B(⇒34~35페이지)　② A(⇒42~43페이지)　③ B(⇒50~51페이지)　④ B(⇒58~59페이지)　⑤ B(⇒58~59페이지)
⑥ A(⇒66~67페이지)　⑦ A(⇒74~75페이지)　⑧ B(⇒82~83페이지)　⑨ A(⇒90~91페이지)　⑩ B(⇒98~99페이지)

* 이 책에 실린 정보는 2024년 2월 현재의 것입니다.

제 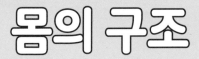 장

생명을 지키기 위해 꼭 알아 둬야 할
몸의 구조

몸을 지키려면 먼저 몸에 관해서 알아야 해요!
생명을 구하는 응급실의 의사 선생님에게
우리 몸의 구조에 관해서 배워 봐요.

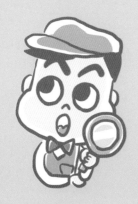

살아 있다는 것은 뭘까?
생명이란 뭘까?

여러분이 친구들과 놀거나 밥을 먹을 수 있는 것은 **살아 있기** 때문이에요. 그런데 '살아 있다'는 것은 어떤 것일까요?

우리는 숨을 들이쉬고 또 내쉬어요. 이것을 호흡이라고 해요. 그렇게 호흡을 해서 공기 속 **산소**를 몸속에 집어넣고, 그 산소를 **혈액에 실어서 내장 등 몸속 구석구석까지 보내지요.** 의사 선생님은 이것이 '살아 있는' 것이라고 생각한답니다.

산소를 몸속 구석구석까지 보내지 못하게 되면 몸이 약해져서 결국 죽게 돼요. 하지만 무서워할 필요는 없답니다. **자신의 몸을 지키는 방법을 알면 여러분의 생명을 지킬 수 있어요.**

늘 환자의 생명을 구하려고 애쓰는 응급실의 의사 선생님들에게는 중요하게 여기는 **ABCD**가 있어요. 지금부터 그것을 여러분에게 특별히 가르쳐 줄게요.

살아 있다는 것은
몸에 산소를 집어넣어서
몸속 구석구석까지 보내는 거야!

산소맨

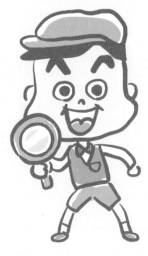

살기 위해,
생명을 지키기 위해 중요한

ABCD

를 응급실 의사 선생님이
가르쳐 주신대!

세호

이 책의 주인공. 항상 확대경을 갖
고 다니는, 궁금한 것이 많은 초등
학생. 장래에 의사 선생님이 되고
싶어서 여러 가지를 공부하고 있어.

A 공기가 지나가는 길
irway

기도(숨길)

공기가 지나가는 길을 '기도'라고 해요

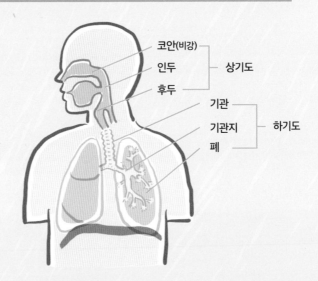

코안(비강)
인두   상기도
후두

기관
기관지   하기도
폐

먼저, 코부터 목까지를 상기도라고 해요. 기관부터는 하기도라고 하는
데, 두 갈래로 갈라져서 좌우에 하나씩 있는 폐로 이어지지요. 코나 입으
로 들이쉰 공기는 상기도와 하기도를 지나서 폐로 보내지고, 폐에서 공
기 속 산소를 몸속에 집어넣는답니다.

산소가 없으면 살 수 없어요

우리는 공기 속에 들어 있는 **산소**가 없으면 살아갈 수 없어요. 산소는 인간의 몸을 움직이게 해 주는 **연료** 같은 것으로, 몸속에서 **에너지**를 만들지요.

그래서 산소가 지나가는 길인 **기도(Airway)는 항상 열려 있어야 해요.** 응급실에서 환자를 진찰할 때도 제일 먼저 기도가 열려 있는지 확인한답니다.

여러분의 기도가 열려 있는지 알 수 있는 가장 간단한 방법은 **'목소리가 나오는지'** 확인하는 거예요. 기도가 막히면 목소리가 제대로 나오지 않거든요. 인간은 산소가 없으면 단 몇 분도 살지 못하기 때문에, 기도가 막혔을 때는 **아래의 방법**으로 기도를 열어야 해요.

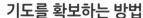

기도를 확보하는 방법

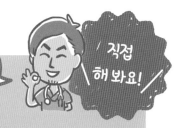

직접 해 봐요!

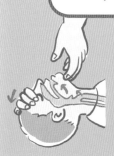

쓰러져 있는 사람의 이마에 한쪽 손을 대서 머리를 뒤로 젖히고, 다른 쪽 손의 두 손가락으로 턱 끝을 들어 올려서 공기가 지나갈 길을 만들어요. 가족이나 친구들과 함께 연습해 보세요! 엄마나 아빠가 코를 골면서 주무신다면 이 방법으로 머리의 각도를 살짝 바꿔 보세요. 공기가 지나가는 길이 넓어져서 코를 골지 않게 될지도 모른답니다.

숨을 들이쉬었다가 내쉰다

Breathing

호흡

산소와 이산화탄소를 교환해요

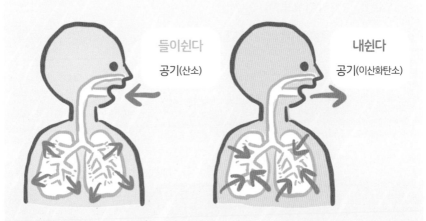

숨을 들이쉴 때는 공기 속 산소를 몸속에 집어넣고, 내쉴 때는 필요가 없어진 이산화탄소를 몸 밖으로 내보내요. 들이쉰 공기가 기도를 지나서 폐에 도착하면 폐 속에 있는 작은 혈관에서 산소와 이산화탄소를 교환하지요.

폐는 풍선처럼 부풀고 쪼그라들어요

숨을 들이쉬었다가 내쉬는 것을 **호흡(Breathing)**이라고 해요. 우리는 호흡을 해서 폐에 집어넣은 **공기로부터 필요한 산소를 얻어서 살지요.**

폐는 풍선처럼 공기를 들이쉬면 크게 부풀어 오르고 내쉬면 원래 크기로 쪼그라들어요. 그런데 폐의 풍선은 사실 한 개가 아니에요. 폐 속에는 무수히 많은 **작은 풍선**이 있지요. 작은 풍선들의 주위에는 **작은 혈관**이 거미줄처럼 덮여 있는데, 그 혈관에서 **산소가 혈액(피) 속으로 녹아들고 필요 없는 이산화탄소가 혈액 밖으로 빠져나가요.**

어린아이는 호흡할 때 배가 함께 움직이지만, 대략 여덟 살부터는 가슴이 함께 움직인답니다.

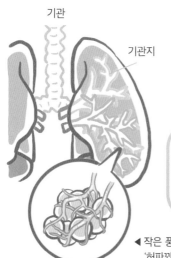

기관

기관지

폐 속은 이렇게 생겼어요

폐 속에는 기관지가 나뭇가지처럼 작게 갈라져 있고, 작은 풍선처럼 생긴 끝부분에는 작은 혈관이 빽빽하게 덮여 있어요. 이곳에서 혈액 속의 산소와 이산화탄소를 교환하지요.

> 기침을 하거나 숨 쉴 때 괴롭고 쌕쌕거리는 소리가 난다면 호흡을 하는 곳에 뭔가 이상이 생겼다고 알려 주는 몸의 SOS 신호예요!

◀ 작은 풍선이 포도송이처럼 모여 있어서 '허파꽈리(폐포)'라고 부른답니다.

피의 순환
Circulation
순환

심장은 온몸을 순환하는 혈액의 기지

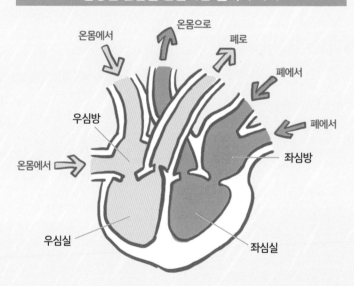

온몸에서   온몸으로   폐로

폐에서

우심방   폐에서

온몸에서   좌심방

우심실   좌심실

심장에는 방이 네 개 있어요. 몸속에서 사용된 혈액은 '우심방과 우심실'
로 돌아온 뒤에 폐로 보내지고, 폐에서 산소를 얻은 혈액은 다시 '좌심방
과 좌심실'로 돌아온 뒤에 온몸으로 보내지지요. 이 방 네 개가 펌프처럼
움직여서 혈액을 온몸에 보낸답니다.

혈액이 산소와 영양을
몸 구석구석까지 운반해요

우리의 몸속에는 혈관이 구석구석까지 퍼져 있고, 그 혈관 속을 혈액이 흐르고 있어요. **혈액은 우리 몸에 필요한 산소와 영양을 운반하는 트럭의 역할**을 하지요. 그런 혈액의 기지가 바로 심장이에요. **심장이 활기차게 움직여서 혈액을 몸 구석구석까지 보낸답니다.**

　몸속에서 사용된 혈액은 심장으로 돌아가 폐에서 깨끗해지고, 건강해진 혈액을 심장이 다시 온몸으로 보내요. 이것을 '**순환**(Circulation)'이라고 부르지요. 만약 심장이 멈춘다면 산소도 에너지도 운반되지 않아요. 그래서 심장이 멈췄을 때는 의사 선생님이 서둘러 치료를 한답니다.

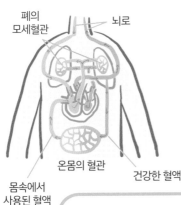

폐의
모세혈관　　　뇌로

온몸의 혈관　　　건강한 혈액

몸속에서
사용된 혈액

혈액의 순환

심장을 출발한 건강한 혈액은 뇌와 내장 등 온몸에 산소와 영양을 가져다줘요. 그리고 몸속에서 사용된 혈액은 심장으로 돌아가 폐에서 산소를 얻어 건강해진 다음 다시 심장을 출발하지요.

건강 검진을 할 때 심장이 규칙적으로 올바르게 뛰고 있는지 살펴보는 '심전도'라는 검사를 하기도 합니다!

Dysfunction of CNS

뇌는 우리 몸의 사령탑

중추신경계 기능장애

온몸에 지시하는 '중추신경'이란?

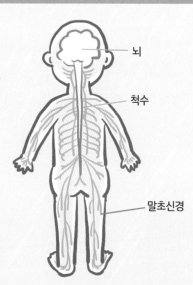

중추신경

뇌와 척수로 이루어진,
온몸에 지시하는 신경
시스템의 중심.

말초신경

중추신경과 연결돼서
온몸에 퍼져 있는 작은
신경 네트워크.

뇌

척수

말초신경

중추신경은 말초신경을 통해서 온몸에 지시를 내려 몸을 조종해요. 보거나 듣거나 만지거나 느낀 것 등의 정보를 몸의 여기저기에서 모아 판단한 다음 지시를 하지요.

• CNS = Central Nervous System: 중추신경계

매우 중요하지만 두부처럼 무른 뇌

우리는 숨을 쉬어야겠다고 생각하지 않아도 계속 **호흡**을 하고, **심장**은 쉴 새 없이 움직여요. 이것은 **중추신경이 지시**하고 있기 때문이랍니다. 지시를 하는 주인공은 바로 뇌예요.

뇌에는 무수히 많은 주름이 있어요. 그리고 장소마다 역할이 정해져 있는데, 대략적으로는 아래의 그림과 같아요. 뇌는 두부처럼 무르기 때문에 단단한 머리뼈가 지켜 주고 있지만, 그래도 다치거나 사고를 당해서 상처를 입을 때가 있어요.

한 번 상처를 입은 뇌는 치료를 해도 거의 예전의 상태로 돌아가지 못해요. 그래서 뇌가 상처를 입지 않도록 예방하는 것이 중요하답니다.

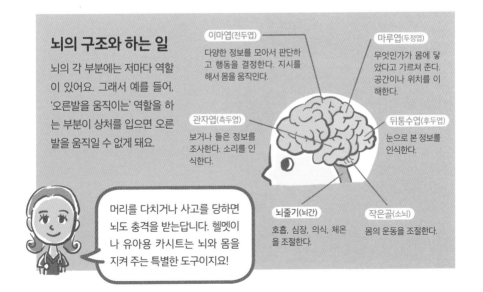

뇌의 구조와 하는 일

뇌의 각 부분에는 저마다 역할이 있어요. 그래서 예를 들어, '오른발을 움직이는' 역할을 하는 부분이 상처를 입으면 오른발을 움직일 수 없게 돼요.

이마엽(전두엽)
다양한 정보를 모아서 판단하고 행동을 결정한다. 지시를 해서 몸을 움직인다.

마루엽(두정엽)
무엇인가 몸에 닿았다고 가르쳐 준다. 공간이나 위치를 이해한다.

관자엽(측두엽)
보거나 들은 정보를 조사한다. 소리를 인식한다.

뒤통수엽(후두엽)
눈으로 본 정보를 인식한다.

뇌줄기(뇌간)
호흡, 심장, 의식, 체온을 조절한다.

작은골(소뇌)
몸의 운동을 조절한다.

머리를 다치거나 사고를 당하면 뇌도 충격을 받는답니다. 헬멧이나 유아용 카시트는 뇌와 몸을 지켜 주는 특별한 도구이지요!

누구든 생명은 하나뿐이에요.

일단 잃으면 두 번 다시 되돌릴 수 없지요.

그러니까 자신의 몸,

자신의 생명을 소중히 여겨야 해요!

다음 장에서는 우리 주변에서 종종 일어나지만,

정말로 일어나면 생명이 위험해질 수도 있는

상황들을 소개할게요.

머릿속에서 상상하면서 읽어 주세요.

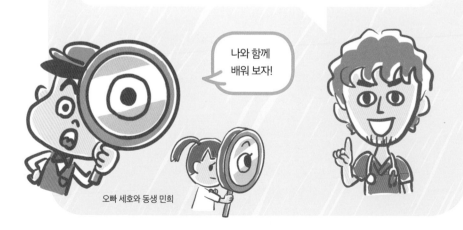

나와 함께 배워 보자!

오빠 세호와 동생 민희

다쳤을 때, 병에 걸렸을 때

몸속에서
무슨 일이 일어나는지
상상해 볼까?

우리 눈에 보이지 않는 세계로 출발!

부상이나 병으로부터 몸을 지킬 방법을 살펴보자.

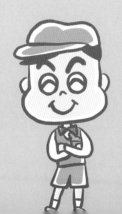

피가 났어!

숨어 있는 병균을 물로 씻어 내자

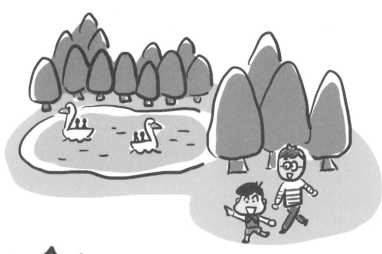

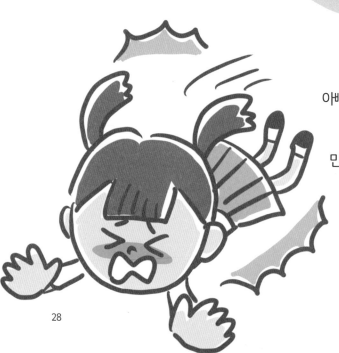

세호와 민희는
아빠와 함께 산책하러 갔어요.
그런데 이런,
민희가 걷다가 넘어졌네요!

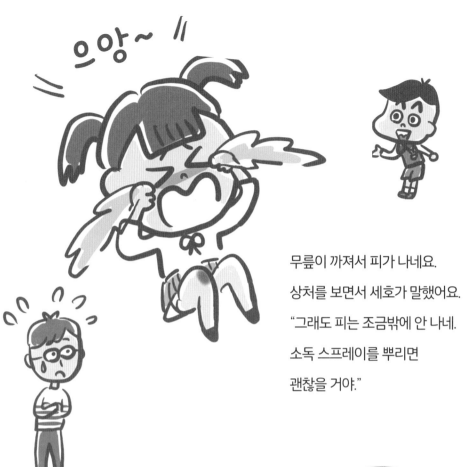

으앙~

무릎이 까져서 피가 나네요.
상처를 보면서 세호가 말했어요.
"그래도 피는 조금밖에 안 나네.
소독 스프레이를 뿌리면
괜찮을 거야."

"그렇게 아파?"
세호는 피가 난 곳을
확대경으로 들여다봤어요!

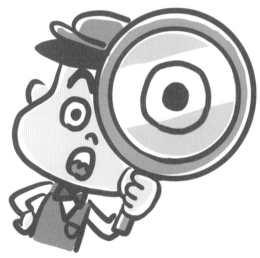

……어?

피가 솟아나서 웅덩이처럼 고였네요.

상처는 모래투성이이고, 주변에도 지저분한 것들이 잔뜩 붙어 있어요!

어, 잠깐만요.

모래에 가려진 곳에 무엇인가가 숨어 있네요.

대체 뭘까요?

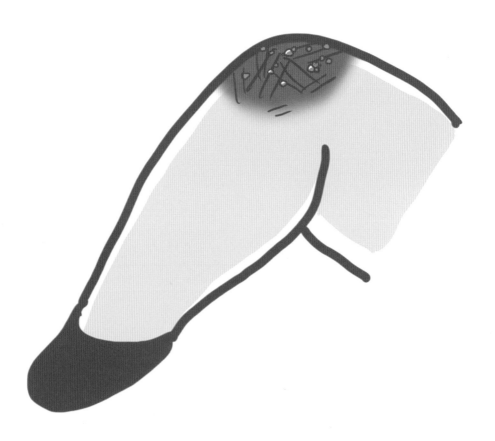

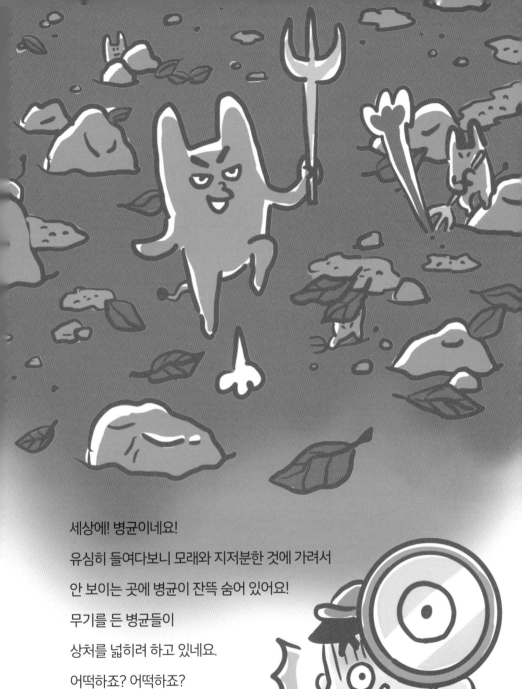

세상에! 병균이네요!

유심히 들여다보니 모래와 지저분한 것에 가려서

안 보이는 곳에 병균이 잔뜩 숨어 있어요!

무기를 든 병균들이

상처를 넓히려 하고 있네요.

어떡하죠? 어떡하죠?

큰일이에요!!

세호는 급히 소독약을 뿌렸어요.

이제 병균들이 다 죽었을 줄 알았는데,

모래 뒤쪽에 아직도 숨어 있네요!

숨어 있는 병균들은

소독약을 뿌려도 죽지 않아요.

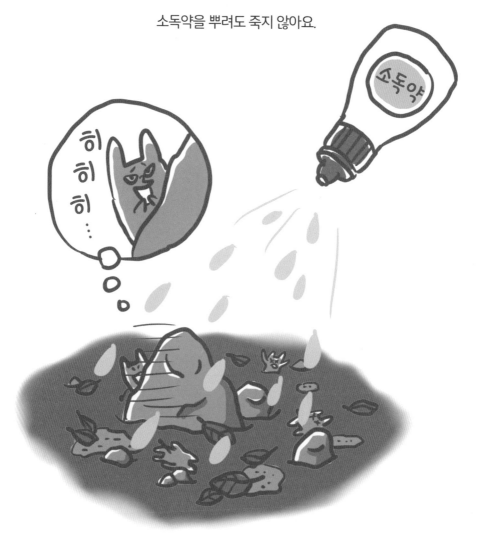

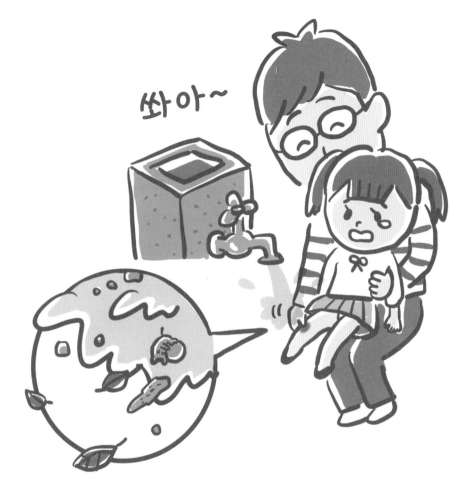

쏴아~

아하, 물로 씻으면 되는구나
아빠가 수돗물을 세게 틀고는
상처를 문질러서 깨끗하게 씻어 주셨어요.
그랬더니 모래, 먼지와 함께
병균들이 씻겨 내려갔어요!
"이렇게 하면 병균들도 숨을 곳이 없겠네."

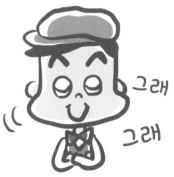

그래
그래

넘어져서 피가 났다면
어떻게 해야 할까?

상처를 소독하지 말고 물로 깨끗이 씻자!

 빨리 수돗물로 씻어 내자

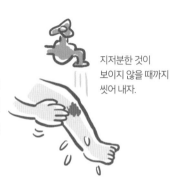

지저분한 것이 보이지 않을 때까지 씻어 내자.

상처(피가 나는 곳)에 달라붙은 지저분한 것 속에 병균이 숨어 있으면 진물이 나오거나 상처가 잘 낫지 않아요. 먼저 충분한 물로 상처를 충분히 씻어 내면서 지저분한 것과 병균을 손으로 부드럽게 씻어 주세요.

 의사 선생님의 조언

소독은 하지 않아도 돼요!
5분 이상 씻어 주세요

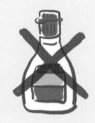

상처에 지저분한 것이 붙어 있으면 소독을 해도 그 속에 병균이 숨어 있을 수 있어요. 게다가 소독약은 건강한 세포를 다치게 할 수도 있답니다. '상처에 붙은 지저분한 것을 수돗물로 깨끗하게 씻어 내는 것'이 중요하다는 걸 꼭 기억해 두세요.

② 거즈로 꼭 눌러서 피를 멈추자

피가 날 때는 먼저 상처를 깨끗하게 씻어 낸 다음 깨끗한 천이나 거즈를 대고 꼭 눌러 주세요. 피는 20분 정도면 멈출 거예요. 상처가 크거나, 깊거나, 피가 멈추지 않는다면 병원에 가서 의사 선생님에게 보여 주세요.

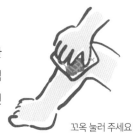

꼬옥 눌러 주세요

③ 상처가 마르지 않게 하자

상처에서 난 피가 굳으면 딱지가 되는데, 딱지 속에도 병균이 숨어 있어요. 그러니 딱지가 생기지 않도록 깨끗한 거즈나 일회용 반창고에 바셀린 등의 연고를 듬뿍 발라서 상처에 덮어 주세요.

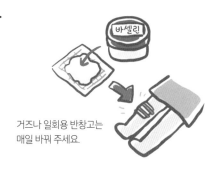

거즈나 일회용 반창고는 매일 바꿔 주세요.

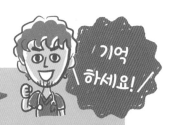

병균에 감염됐다면

병원에서 치료를 받아야 해요

기억 하세요!

상처가 마르는 것을 막아서 금방 낫게 해 주는 '습윤 밴드'라는 것도 있어요. 붙이기 전에 먼저 상처를 깨끗이 씻어 내고, 연고를 바르지 않은 채 빈틈없이 붙이는 것이 중요해요. 그리고 1~2일마다 새로운 밴드로 바꿔 주면서 상처가 괜찮은지 확인해야 한답니다. 상처가 계속 아프거나, 빨갛게 부어올랐거나, 고약한 냄새가 나는 고름이 나왔다면 병원에 가야 해요.

머리를 부딪치면 위험해!

핏덩어리 요괴가 나타났어!

세호가 자전거를 타고 놀고 있어요.

어? 그런데 헬멧을 쓰지 않았네요?

앗, 위험해요!

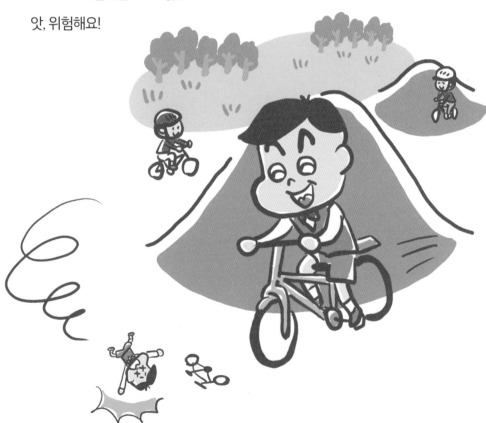

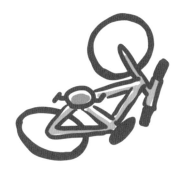

아야야……

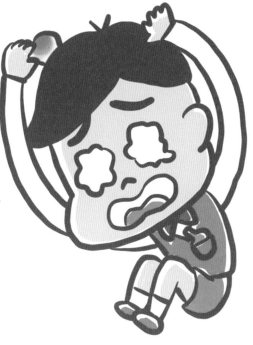

넘어지면서
머리를 부딪쳤어요.
피는 나오지 않는 것 같아요…….
하지만 걱정이네요.

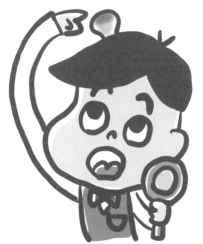

머리를 부딪쳤을 때,
머릿속에서는
무슨 일이 일어날까요?

머릿속에는
머리뼈(두개골)라는 뼈가 있고,
그 안에 들어 있는
액체 속에 뇌가 떠 있어요.

둥실   둥실

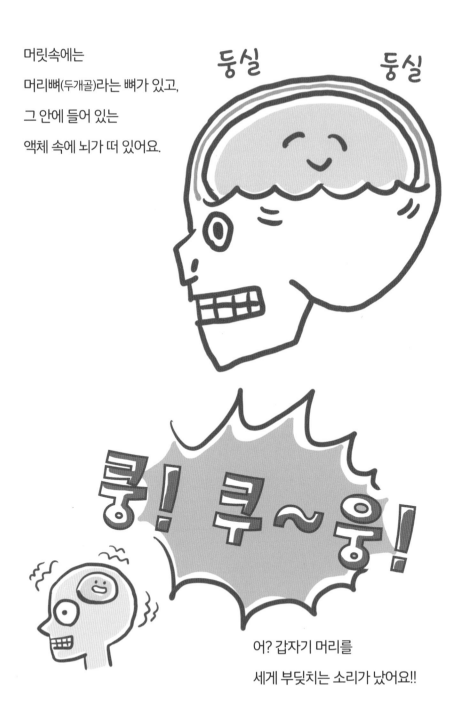

쿵! 쿠~웅!

어? 갑자기 머리를
세게 부딪치는 소리가 났어요!!

앗, 머리뼈 속에 핏덩어리 요괴가 나타났어요!

뇌가 눌려서 괴로운가 봐요!!

이렇게 몸속에서 피가 나는 것을 '내출혈'이라고 해요.

핏덩어리 요괴가 뇌를 누르면 머리가 아프기도 하고,

기분이 나빠지면서 토할 때도 있어요.

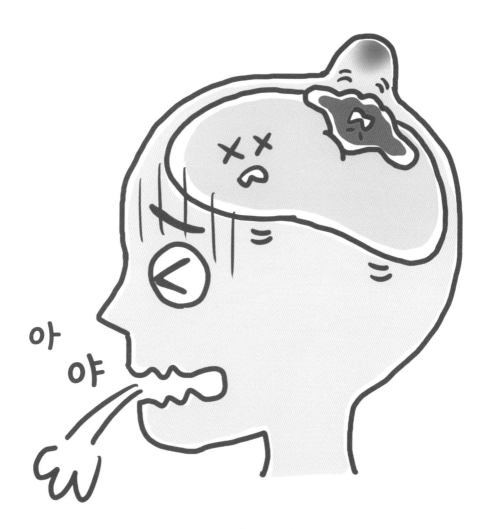

머릿속에서는 단단한 머리뼈가 뇌를 지켜 주고 있어요.

하지만 머리뼈 속은 좁기 때문에

핏덩어리 요괴가 나타나면 뇌가 눌려서 찌부러져요!

그래서 머리를 부딪쳐 머리뼈 안에서 피가 나면 뇌도 피해를 입지요.

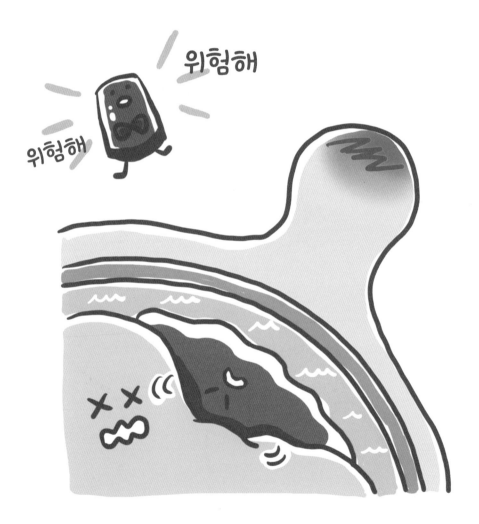

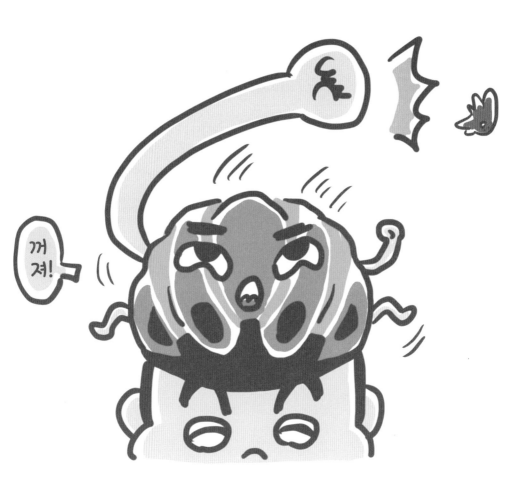

그럴 때 뇌를 지켜 주는 믿음직한 친구가 헬멧이에요!

머리를 부딪치면 여러 가지 무서운 증상이

나타날 수 있어요. 그러니 헬멧으로 머리를 지키면서

안전하게 놀도록 해요!

배워 봐요 ❷

머리를 세게 부딪쳤다면
어떻게 해야 할까?

부딪힌 부분에 통증 말고 어떤 증상이 있는지 주의 깊게 살피자!

머리를 부딪쳤다면 6시간 동안은
몸의 상태를 관찰하자

머리뼈가 골절됐거나 머릿속에서 피가 났더라도 금방은 상태가 나빠지지 않을 때가 있어요. 그러니까 머리를 부딪친 뒤 24시간, 특히 처음 6시간 동안은 평소하고 다른 점이 있는지 몸의 상태를 유심히 살피는 것이 중요하답니다.

**이럴 때는 어른에게
빨리 말해야 해요!!**

- 머리가 굉장히 아프다
- 기분이 나쁘다
- 계속 토한다
- 똑바로 걷지 못한다

의사 선생님의 조언

위험한 행동을 하지 않도록 주의하세요!

머리를 부딪쳐서 뇌를 다치면 수술을 받더라도 예전처럼 생활할 수 없게 될 수 있어요. 머리를 부딪칠 수 있는 위험한 행동은 하지 않도록 주의하세요.

- 자전거를 탈 때 너무 빨리 달리지 않는다
- 높은 곳이나 계단 위에서 장난치지 않는다
- 젖어서 미끄러운 놀이 기구에서는 놀지 않는다

2세 미만인 아이는 이마가 아닌 부분에 혹이 생겼다면 위험

2세 미만(0~1세)인 아이는 이마 부분 말고는 머리뼈가 얇아서 약하기 때문에 특히 조심해야 해요. 동생이 머리 위나 옆, 뒤를 부딪친 것을 봤거나 그 곳에 혹이 생긴 것을 봤다면 어른에게 알려 주세요. 만약 병원에 갈 때는 응급실이나 신경외과로 가면 돼요.

이마 이외의 머리뼈는 뼈가 얇아서 약하다

이마는 뼈가 두꺼워서 튼튼하다

머리뼈의 위쪽, 옆쪽, 뒤쪽은 뼈가 얇아서 머리를 부딪 쳤을 때 머리뼈 속에서 피가 나거나 머리뼈가 골절되기 쉽기 때문에 조심해야 해요.

자전거를 탈 때는 꼭 헬멧을!

거울을 보면서 제대로 썼는지 확인!

직접 해 봐요!

헬멧은 자전거뿐만 아니라 킥보드나 스케이트보드, 인라인스케이트를 탈 때도 꼭 써야 해요. 자신의 머리 크기와 머리 모양에 맞는 헬멧을 올바르게 써야 머리를 지킬 수 있답니다.

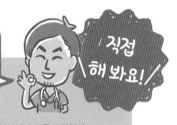

헬멧의 앞쪽 테두리가 눈썹 윗부분에 오도록 조정한다

수평하게 썼는지 확인

턱끈의 삼각형 부분 사이에 귀가 있는지 확인

턱끈과 턱 사이에 손가락이 하나 들어갈 정도로 틈을 남긴다

머리에 딱 맞도록 조정한다

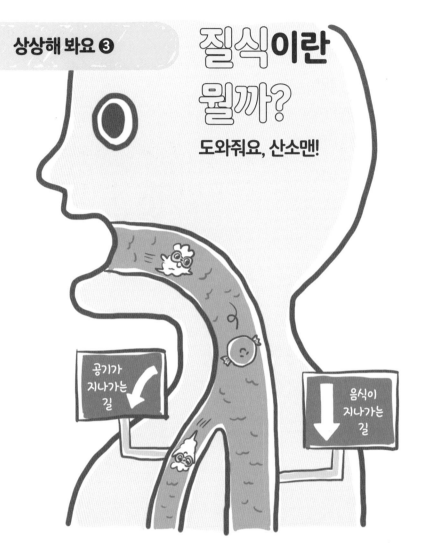

상상해 봐요 ❸

질식이란 뭘까?

도와줘요, 산소맨!

공기가 지나가는 길

음식이 지나가는 길

숨을 들이쉬었을 때 몸속에서 공기가 지나가는 길을 기도(숨길)라고 했지요?

그런데 우리가 먹은 음식도 중간까지는 그 길을 함께 지나간답니다.

그러다 목 부분에서 길이 두 갈래로 갈라지지요. 하나는 폐로 이어지는

'공기가 지나가는 길'이고, 다른 하나는 위로 이어지는

'음식이 지나가는 길'이에요. 산소맨은 '공기가 지나가는 길'을 지나간답니다!

앗, 세호가 누워서 과자를 먹고 있네요.

"누워서 과자를 먹으면

안 된다고 말했잖니!"

엄마가 꾸중하시는데도 세호는

"괜찮아요. 걱정 마세요"

라고만 하네요.

이 녀석!

괜찮아요
걱정 마세요

어? 과자 조각이 무심코
'공기가 지나가는 길'로 잘못 들어갔나 봐요!
산소맨들도 깜짝 놀랐어요.

으아악!
잘못
들어왔네!

음식이
지나가는
길

공기가
지나가는
길

콜록

콜록

세호가 곧바로 심하게
기침을 하네요. 음식물이 잘못해서
'공기가 지나가는 길'로 들어가면
사레가 들려서 기침이 나오고
가슴이 괴로워져요.

엄마가 물을 담은 컵을 주시면서
"누워서 과자를 먹으니까 그렇지. 똑바로
앉아서 먹으렴" 하며 주의를 주셨어요.
하지만 기침을 해서 가슴이 편안해진
세호는 아무 일도 없었다는 듯이
신나게 달리면서
사탕을 입속으로 던져 넣었어요.

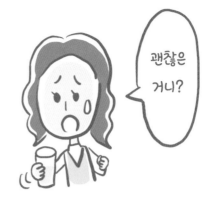

괜찮은
거니?

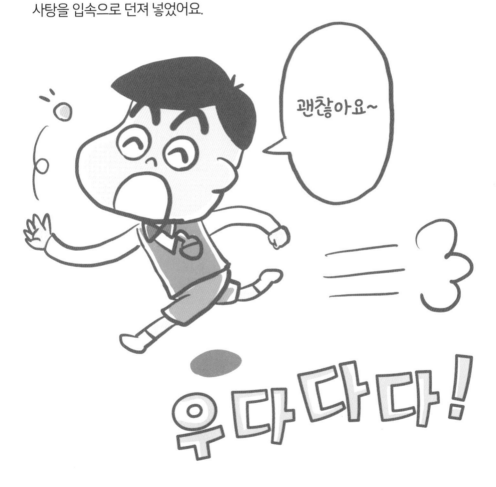

괜찮아요~

우다다다!

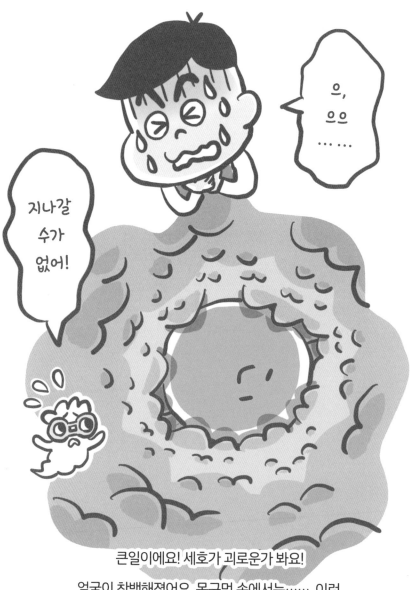

큰일이에요! 세호가 괴로운가 봐요!

얼굴이 창백해졌어요. 목구멍 속에서는……. 이런,

입속으로 힘차게 던져 넣은 사탕이

'공기가 지나가는 길'로 들어가서 길을 완전히 막아 버렸네요.

산소맨들도 "이래서는 지나갈 수가 없어!"라며 당황하고 있어요!

괴로워하는 세호를 보고

엄마는 급히 세호의 등을 힘껏 두드렸어요.

그랬더니 세호의 입에서

사탕이 퐁 하고 나왔네요!

이렇게 '공기가 지나가는 길'이 막혀서

산소맨이 몸속으로 들어가지 못하는 것을

질식이라고 해요.

하지만 너무 걱정할 필요는 없어요.

음식 등이 '공기가 지나가는 길'로

들어가지 않도록 조심하면 괜찮아요.

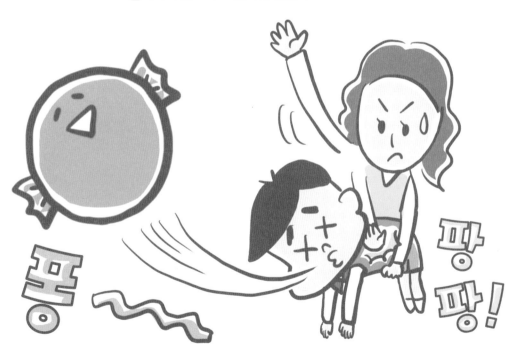

목구멍이 막혔다면
어떻게 해야 할까?

당황하지 말고 목구멍을 막은 것을 뱉어내는 데 집중하자!

1 ### 목구멍을 막은 것이 나오도록 기침을 한다

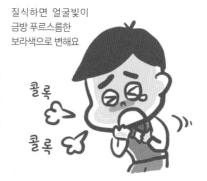

질식하면 얼굴빛이 금방 푸르스름한 보라색으로 변해요

음식 등이 목구멍에 걸려서 막히면 숨을 쉴 수 없게 되고, 그러면 산소가 폐로 들어가지 못해요. 이것을 질식이라고 하지요. 빨리 기침을 계속 해서 목구멍을 막은 것을 뱉어내려고 노력해야 해요.

의사 선생님의 조언

이런 음식은
목구멍을 막기 쉬워요!

동그랗고 미끌미끌한 음식은 목구멍으로 쏙 들어가서 막아 버리기 쉽답니다. 놀면서, 혹은 누운 채로 이런 음식을 먹으면 위험해요. 꼭꼭 씹은 다음에 삼키도록 하세요.

사탕

미니컵 젤리

찹쌀떡

방울토마토

포도

구미젤리

② 혼자서 뱉어내지 못하겠으면 등을 두드려 달라고 부탁한다

아무리 기침을 해도 목구멍을 막은 것이 나오지 않는다면 가족이나 주위의 어른에게 등을 두드려 달라고 부탁하세요. 그리고 여러분이 질식한 사람을 도와줄 때는 큰 소리로 주위에 도와달라고 부탁하면서 질식한 사람의 목구멍을 막은 것이 나올 때까지 등을 계속 두드려 주세요.

두드리는 법

① 뒤에서 한 손으로 몸을 받친다
② 다른 손으로 등을 계속 세게 두드린다.

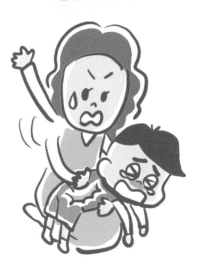

3분만 지나도 생명이 위험! **어디를 두드려야 할지 알아 두자**

직접 해 봐요!

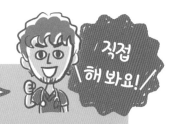

손바닥의 아래쪽 절반을 사용해서 두드린다

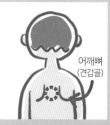

어깨뼈 (견갑골)

두드리는 부분은 좌우 어깨뼈의 가운데 부분

목구멍이 막혔을 때 곧바로 행동하는 것이 매우 중요해요. 등의 어디를 어떻게 두드릴지, 가족이나 친구와 함께 확인하면서 머릿속으로 상상하거나 약한 힘으로 두드리며 연습해 보세요.

나도 모르게 열사병에?

새빨갛게 익어 버린 세포를 구하자

"열사병이 뭐예요?"

"좋은 질문이에요."

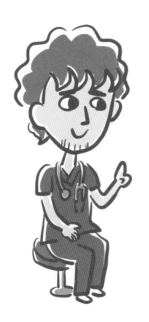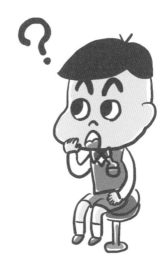

감기에 걸리면 몸에서 열이 나지요? 이것은 몸이 열을 내도록

뇌가 명령하기 때문이랍니다. 그 열로 세균이나 바이러스와 싸우는 것이지요.

한편 뇌가 명령해서가 아니라 날씨가 덥거나 습해서

몸의 온도가 높아질 때도 있는데, 이것을 열사병이라고 해요.

몸속 깊은 곳의 온도가 높아지면 머리가 아프거나,

기분이 나빠지거나, 내장들의 상태가 나빠진답니다.

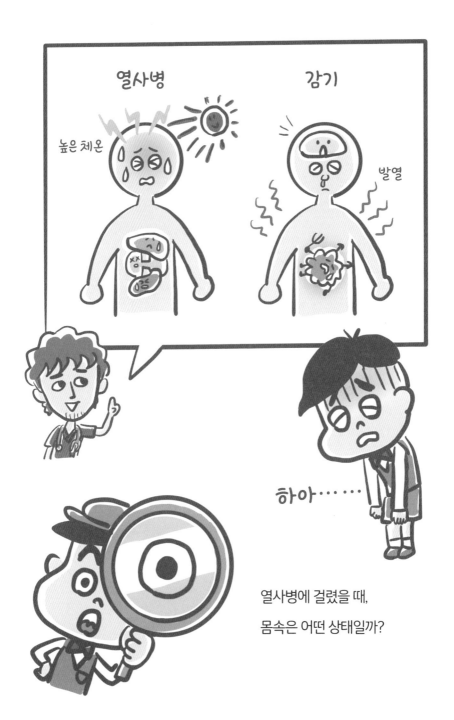

세호가 열심히 축구를 하고 있어요.
더운 날인데 물도 마시지 않은 채
축구에 열중하고 있네요.

꿀꺽 꿀꺽

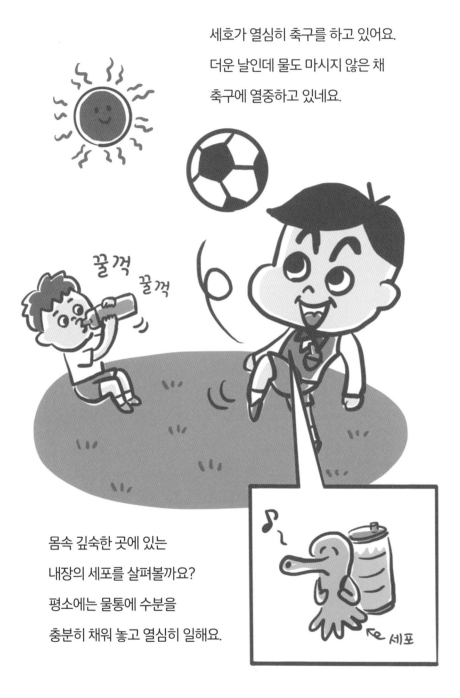

몸속 깊숙한 곳에 있는
내장의 세포를 살펴볼까요?
평소에는 물통에 수분을
충분히 채워 놓고 열심히 일해요.

세포

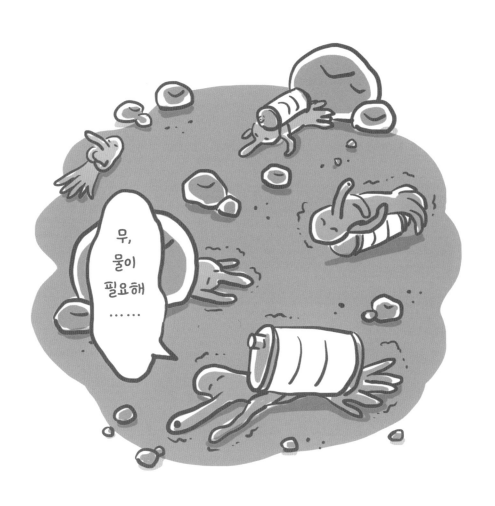

큰일이에요!

더위 때문에 세포가 새빨갛게 익어 버렸네요!

물통도 텅텅 비었어요!

몸이 아파 보이는 세포도 있네요…….

이대로 내버려 두면 바짝 말라 버릴 거예요!

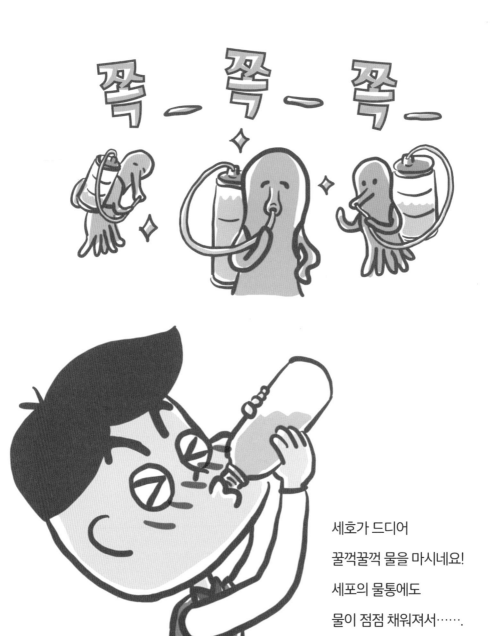

꼭-꼭-꼭-

세호가 드디어
꿀꺽꿀꺽 물을 마시네요!
세포의 물통에도
물이 점점 채워져서…….
조금은 촉촉해졌어요.

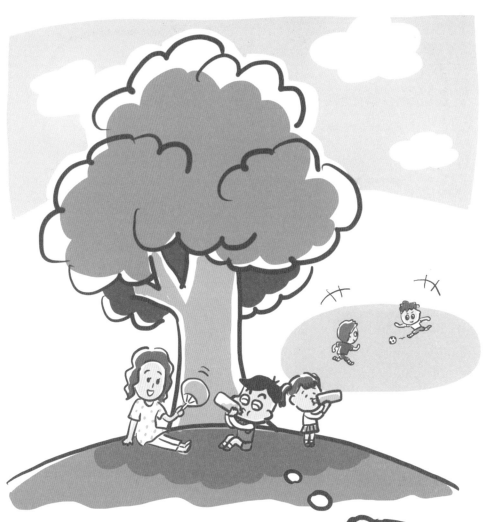

아아, 정말 큰일 날 뻔했어요!

나도 모르게 열사병에 걸리지 않도록,

더운 날에는 몸속 깊숙한 곳에 있는

세포를 떠올려 주세요! 수분을 보충하고

몸을 시원하게 하는 것이 중요해요.

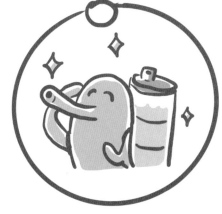

배워 봐요 ❹

열사병에 걸리지 않으려면
어떻게 해야 할까?

몸에 수분이 부족한 '탈수'가 되지 않도록 조심하자!

 ① 몸이 보내는 위험 신호를 알아두자!

'목이 말라'라고 느꼈을 때는 이미 몸이 탈수 상태 직전일지도 몰라요. 특히 어린이는 체온이 쉽게 오르기 때문에 탈수 상태가 되기 쉬워요. 열사병의 위험 신호를 느끼기 전에 수분을 섭취하고 시원한 곳에서 쉬도록 해요.

**열사병을
경고하는 신호!**

• 머리가 멍하다
• 어지럽다
• 몸이 나른하다
• 발에 쥐가 난다

 의사 선생님의 조언

**열사병에
걸리기 쉬운 날과 장소!**

기온이 높아서 더운 날 밖에 있을 때만 열사병에 걸리는 것이 아니에요. 구름 낀 날, 방 안, 햇빛이 닿지 않는 장소에서도 몸이 탈수 상태가 돼서 열사병에 걸릴 수 있으니 조심해야 해요.

• 기온이 30도 이상인 날
  운동하거나 놀 때
• 습기가 많아서 무더운 날
• 문과 창문이 닫혀 있는 체육관
• 문과 창문이 닫혀 있는 자동차 안
• 무더운 방 안

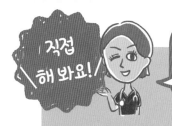

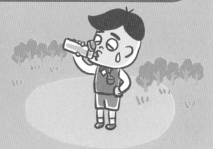

목이 마르기 전에! **물을 마시는 습관을 들이자**

열사병에 걸리지 않으려면 물을 자주 마시는 것이 중요해요. 수업 시간 전, 체육 시간 전(운동하기 전에는 많이), 놀러 가기 전, 책을 읽기 전 등 '무엇인가를 하기 전에는 물을 마시는' 습관을 들이 도록 해요.

② 만약 열사병에 걸렸다면 ①②③을 실천하자

만약 몸이 '열사병의 위험 신호'를 보냈다면 어떻게 해야 할까요? 이것도 미리 알아 두는 것이 좋아요. 1시간 정도 쉬어도 상태가 좋아지지 않는다면 응급실이나 소아과 등을 찾아 가서 진찰을 받아야 해요.

① 서늘한 곳에 눕는다
햇빛이 닿지 않는 나무 그늘이나 에어컨을 켠 시원한 방 등에서 편한 자세로 누워요. 땀으로 젖은 옷과 양말 등은 벗고 시원한 차림으로 있도록 해요.

② 몸을 식힌다
수건으로 감싼 아이스팩이나 물에 적신 수건을 목과 겨드랑이, 사타구니에 대서 시원하게 식혀 주세요. 다만 몸이 덜덜 떨릴 만큼 차갑게 식히지 않도록 조심해야 해요.

③ 염분이 든 음료를 마신다
보리차나 물이 아니라 경구 보수액이나 스포츠 드링크처럼 염 분(소금)이 들어 있는 음료를 마시도록 해요

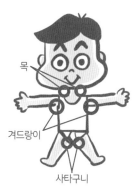

목
겨드랑이
사타구니

⬤ 시원하게 식혀 줘야 할 곳

감기에 걸리고 싶지 않아!

손 씻기는 정말 중요해

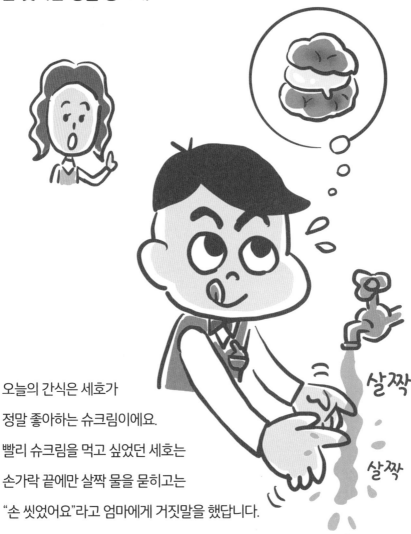

살짝

살짝

오늘의 간식은 세호가
정말 좋아하는 슈크림이에요.
빨리 슈크림을 먹고 싶었던 세호는
손가락 끝에만 살짝 물을 묻히고는
"손 씻었어요"라고 엄마에게 거짓말을 했답니다.

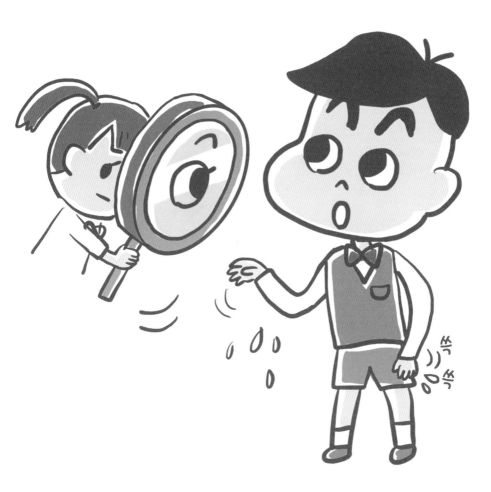

그런 오빠를 보고 있었던

동생 민희는 오빠가 쓰는 확대경으로

오빠의 손바닥을 들여다봤어요.

끼악!

병균과 바이러스가 우글우글하네요!!

속이 울렁거려요!! 우욱!

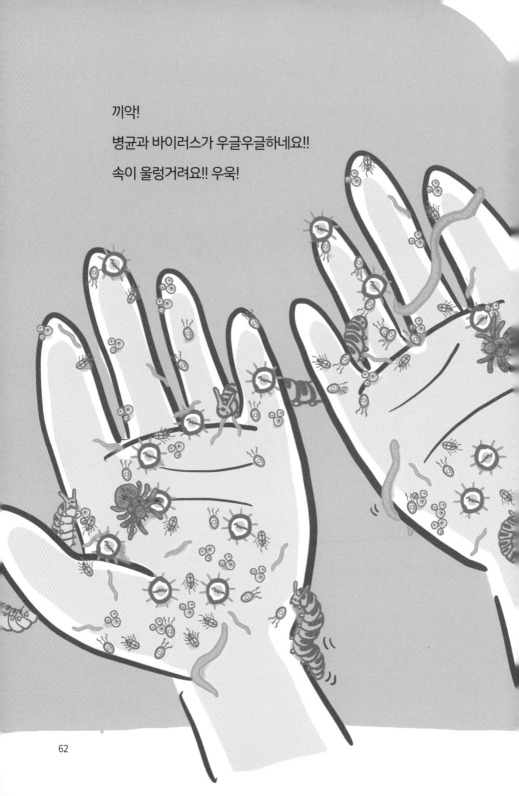

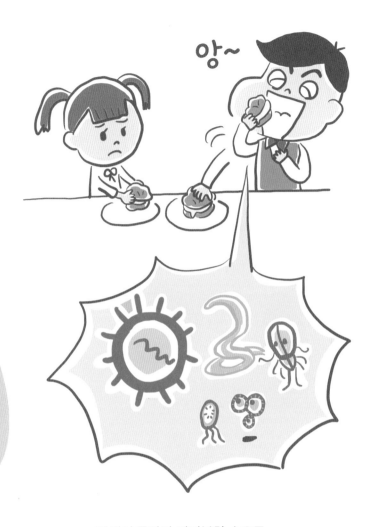

밖에서 돌아와 지저분한 손으로
밥이나 간식을 먹으면 손에 붙어 있던
병균이나 바이러스들이 몸속으로 들어와요!
그러면 병균이나 바이러스들이 몸속에서 날뛰어
감기에 걸리거나 배가 아프게 된답니다.

깨끗하게 씻은 것 같아도
색칠한 부분은 깨끗하게
씻기지 않을 때가 많아요.
특히 진한 분홍색 부분은
씻지 않을 때가 많으니
신경 써야 해요!!

손등 쪽 손바닥 쪽

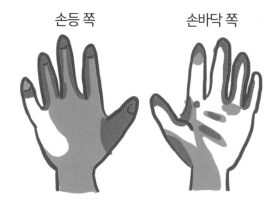

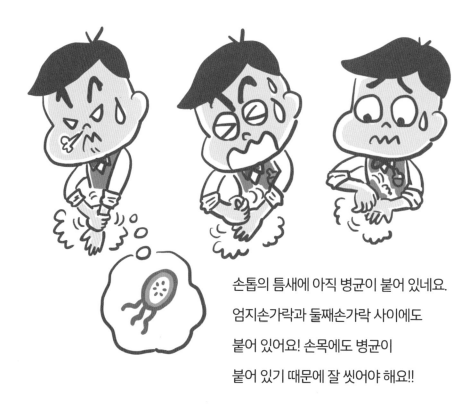

손톱의 틈새에 아직 병균이 붙어 있네요.
엄지손가락과 둘째손가락 사이에도
붙어 있어요! 손목에도 병균이
붙어 있기 때문에 잘 씻어야 해요!!

손을 씻는 올바른 방법은 67페이지를 보세요!

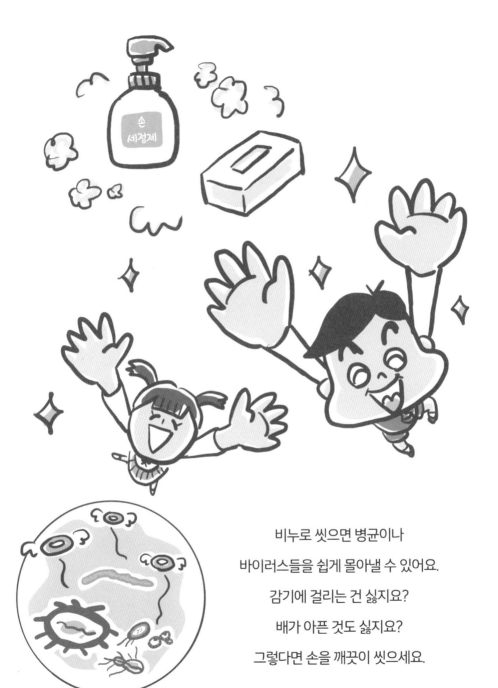

비누로 씻으면 병균이나
바이러스들을 쉽게 몰아낼 수 있어요.
감기에 걸리는 건 싫지요?
배가 아픈 것도 싫지요?
그렇다면 손을 깨끗이 씻으세요.

감기에 걸리지 않으려면 어떻게 해야 할까?

바이러스나 병균으로부터 몸을 지키는 가장 좋은 방법 '손 씻기'!

흐르는 물과 비누로 깨끗하게 손을 씻는다

감기는 재채기를 하거나 기침을 하거나 코를 풀었을 때 손에 달라붙은 바이러스가 물건이나 다른 사람의 손에 달라붙어서 옮을 때가 많아요. 감기를 예방하는 가장 좋은 방법은 손 씻기랍니다! 비누 거품을 잔뜩 내서 20초 이상 구석구석까지 꼼꼼하게 씻어 주세요.

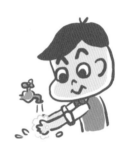

 의사 선생님의 조언

감기에 걸려서 괴로울 때는 이렇게 하면 조금 편해져요

기침·코막힘

따뜻한 음료수를 마시거나 멘톨 성분이 들어 있는 약을 가슴과 목, 등에 발라 주세요. 1세 이상이라면 벌꿀을 한 스푼 먹는 것도 좋아요.

목의 통증

음식이나 침을 삼키기도 힘들 만큼 목이 아플 때는 진통제를 먹는 것이 좋아요.

고열

열이 나서 몸이 힘들 때는 편한 자세로 있으면서 해열제를 먹어 열을 낮추세요.

손바닥　손등

구석구석까지 깨끗하게 **손 씻는 방법을 알아 두자**

기억 하세요!

색칠한 부분은 잘 씻기지 않을 때가 많아요

특히 잘 씻어야 할 부분!

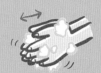

포인트 1
손바닥
양 손바닥을 맞대고 문지른다
손금 사이도 깨끗해지도록 잘 문지른다.

포인트 2
손등
손바닥을 손등에 대고 문지른다
한가운데뿐만 아니라 손등 전체를 씻도록 하자.

포인트 3
손가락 사이
양손을 깍지 끼고 문지른다
관절의 주름, 손가락과 손가락 사이도 잘 씻자.

특히 잘 씻어야 할 부분!

포인트 4
엄지손가락 주변
다른 쪽 손으로 엄지손가락을 쥐고 돌리면서 씻는다
씻어도 잘 씻기지 않거나 아예 씻는 것을 깜빡할 때가 많은 부분이니 신경 써서 씻자.

포인트 5
손가락 끝 · 손톱
손가락 끝과 손톱을 다른 쪽 손바닥에 대고 문지른다
손톱 끝의 틈새나 옆의 움푹 파인 곳은 잘 씻기지 않으니 신경 써서 씻는다.

포인트 6
손목
다른 쪽 손으로 손목을 잡고 돌리면서 씻는다
씻기지 않은 부분이 없도록 손목 전체를 정성껏 씻자.

이럴 때는 손을 씻어야 해요!

'밖에서 논 뒤', '집에 왔을 때', '화장실에서 대소변을 본 뒤', '동물이나 곤충을 만진 뒤', '요리를 하기 전', '음식을 먹기 전'에는 손에 달라붙은 바이러스나 병균이 병을 옮기는 것을 예방하기 위해 비누로 손을 잘 씻어야 해요. '손 씻는 방법'을 떠올리면서 깨끗이 씻도록 해요!

화상을 입었다!?

빨리 흐르는 물로 식히자

세호가 먹고 싶었던 컵라면을
엄마 대신 식탁으로 가져가고 있어요.
민희는 너무 들떠 있는 오빠가
조금 불안한가 봐요…….

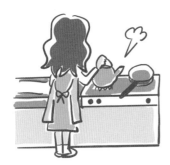

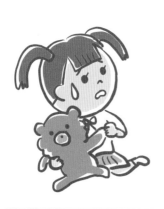

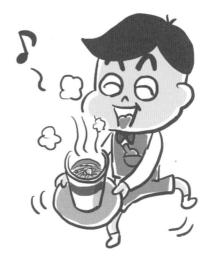

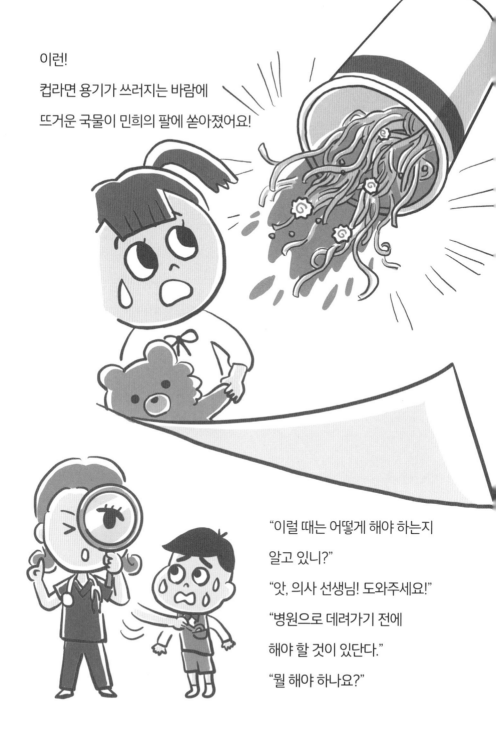

이런!

컵라면 용기가 쓰러지는 바람에

뜨거운 국물이 민희의 팔에 쏟아졌어요!

"이럴 때는 어떻게 해야 하는지

알고 있니?"

"앗, 의사 선생님! 도와주세요!"

"병원으로 데려가기 전에

해야 할 것이 있단다."

"뭘 해야 하나요?"

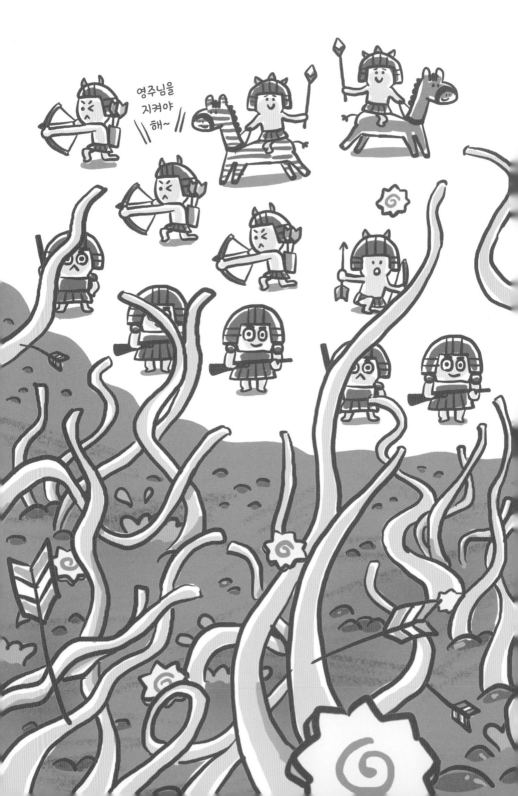

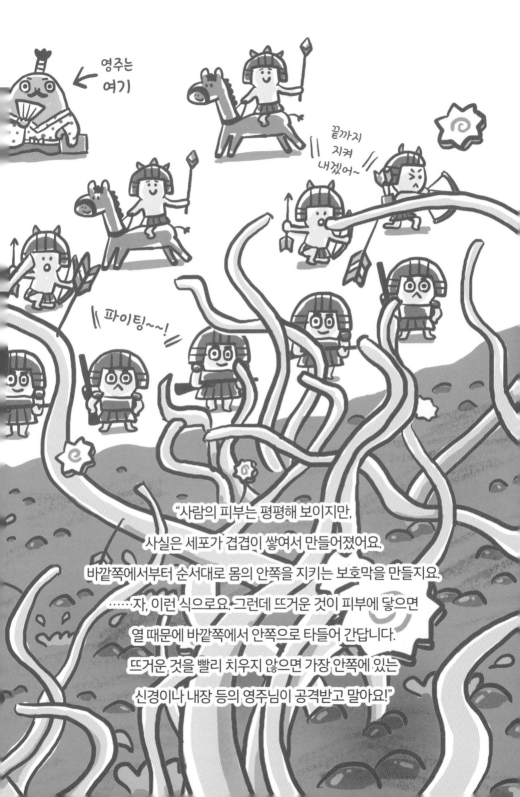

영주는 여기

끝까지
지켜
내겠어~

파이팅~~!

"사람의 피부는 평평해 보이지만,
사실은 세포가 겹겹이 쌓여서 만들어졌어요.
바깥쪽에서부터 순서대로 몸의 안쪽을 지키는 보호막을 만들지요.
……자, 이런 식으로요. 그런데 뜨거운 것이 피부에 닿으면
열 때문에 바깥쪽에서 안쪽으로 타들어 간답니다.
뜨거운 것을 빨리 치우지 않으면 가장 안쪽에 있는
신경이나 내장 등의 영주님이 공격받고 말아요!"

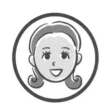

"화상은 '얼마나 뜨거운 것(온도)에 얼마나 오래 닿아

있었는가(시간)'에 따라 얼마나 심한지가 결정돼요.

그래서 화상을 입었을 때는 피부에 닿아 있는

'뜨거운 것'을 빨리 없애고 피부를 식혀야 하지요!

표면이 데어서 상처가 생겼더라도 그 안쪽에 있는

세포 부대가 무사하다면 금방 예전처럼 낫는답니다."

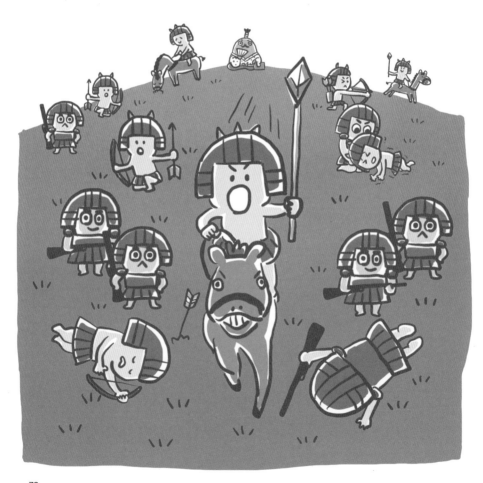

"아아, 다행이다~."

민희의 화상이 심해지지 않도록

엄마가 재빨리 흐르는 물을 끼얹어 주셨어요.

피부를 식힌 뒤에는

엄마와 함께 병원에 갈 거예요!

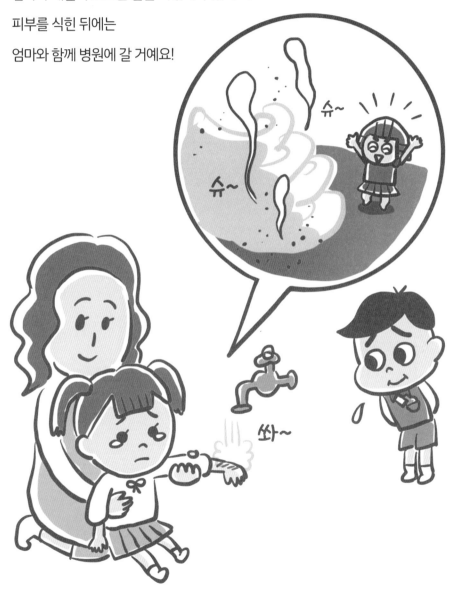

화상을 입었다면
어떻게 해야 할까?

빨리 화상의 원인을 없애고 수도꼭지로 달려가자!

 빨리 흐르는 물로 식히자

화상을 입은 곳에 5~15분 정도 수돗물을 끼얹어서 식혀야 해요. 화상을 입은 부분이 더러워졌을 때는 물로 식히면서 손으로 살살 문질러서 깨끗하게 씻어 내요. 만약 화상이 자신의 손바닥보다 클 때는 병원에 가서 진찰을 받아야 해요.

 의사 선생님의 조언

화상을 식히지 않으면 세포가 망가져요!

화상을 그대로 내버려 두면 피부밑에 있는 세포까지 망가져서 잘 낫지 않게 돼요. 물로 식히면 세포 깊은 곳까지 화상을 입는 것을 막을 수 있고, 따끔따끔하게 아픈 것도 많이 나아진답니다.

뜨거운 것이 옷 위로 쏟아졌을 때는 옷을 벗는다!

옷으로 가려진 부분에 화상을 입었을 때는 옷을 벗은 다음 수돗물로 식히는 것이 좋아요. 다만 옷을 벗기가 어렵다면 억지로 벗지 말고 옷 위에 물을 끼얹어서 식히세요.

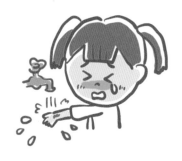

② 바셀린을 바른 거즈를 덮어서 지켜 주자

화상을 입은 부분에 바셀린 등의 연고를 바른 깨끗한 거즈를 덮고 반창고로 고정시켜요. 화상을 입은 부분에 바셀린을 직접 발라도 돼요. 거즈는 매일 바꿔 주세요. 만약 물집이 생겼다면 터트리지 말고 병원에 가서 진찰을 받도록 해요.

물집은 화상의 상처를 지켜 줘요. 터졌다면 수돗물로 씻은 다음 상처가 마르지 않도록 바셀린을 바른 거즈로 덮어 주세요.

물집은 그냥 놔 둬도 돼요

가족과 함께 찾아보자! **집 안에서 화상을 조심해야 할 물건이나 장소는?**

직접 해 봐요!

끓는 물이나 뜨거운 음료수

난로

다리미

밥솥 등에서 나오는 증기

화상을 입어서 응급실을 찾아온 환자를 보면 뜨거운 음료수나 끓인 물을 뒤집어쓴 경우가 많아요. 그 밖에 가스레인지의 불이나 목욕물, 폭죽, 오토바이의 배기구 등이 원인인 경우도 있고요. 여러분의 집에도 화상을 조심해야 할 곳이 있을 테니 찾아보세요!

동물에게 물렸어!

고양이는 귀엽지만 위험하기도 해

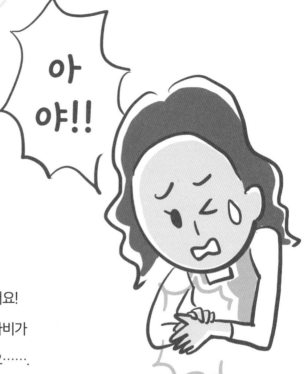

큰일이에요!

고양이 나비가 엄마를 물었어요!

평소에 그렇게도 얌전하던 나비가

하악질을 하니 조금 무섭네요…….

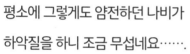

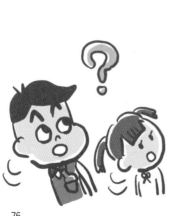

다행히 상처는 굉장히 작네요.
2밀리미터 정도밖에 안 되고,
피도 금방 멈췄어요.

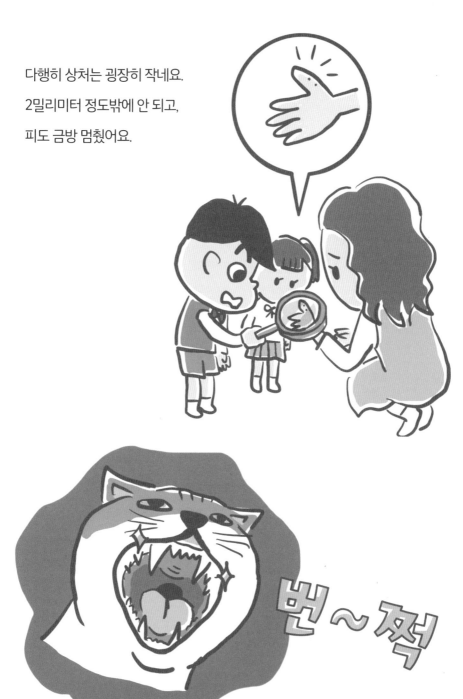

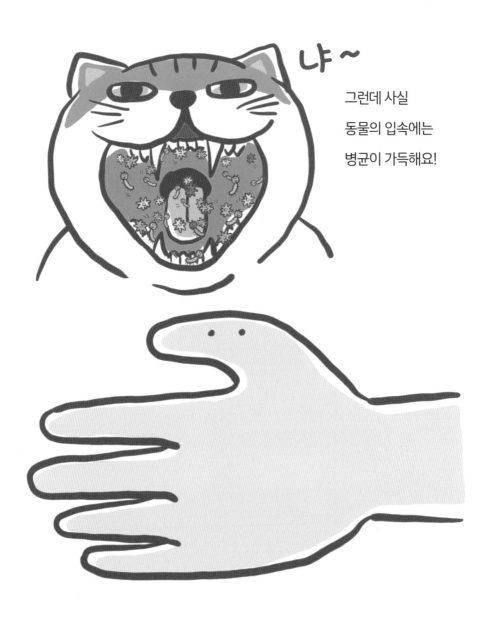

냐~

그런데 사실
동물의 입속에는
병균이 가득해요!

동물에게 물려서 그 병균들이 몸속으로 들어가면 큰일이에요.
특히 고양이는 이빨이 날카로워서 상처가 작아 보여도 깊숙이 박힌답니다.

앗, 병균이 상처 속에 숨어서 집을 만들고 있어요!

겉으로 보기에는 작은 상처인데 안쪽으로, 안쪽으로 점점 깊어지네요.

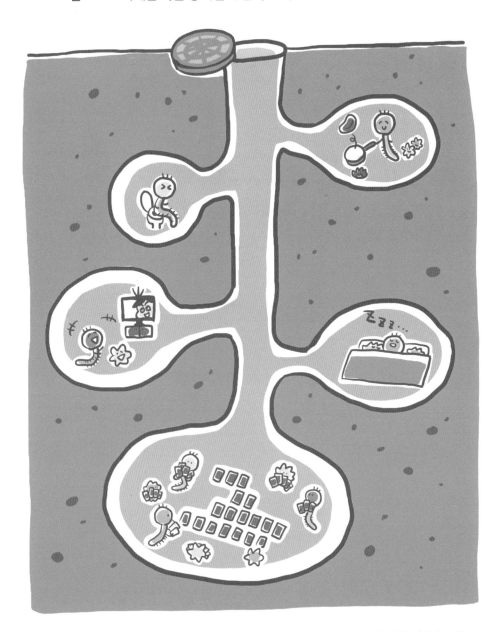

표면의 상처를 씻기만 해서는 안 돼요.

상처 속 깊숙한 곳에 병균이 숨어 있을지도 모르거든요! 맞아요.

동물에게 물리면 병균이 몸속으로 들어가서 못된 짓을 할 때가 많답니다.

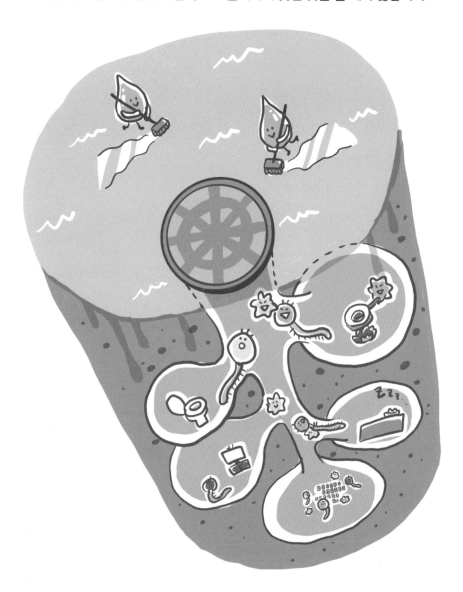

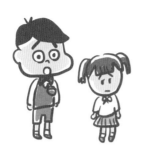

동물에게 물려서 피가 나거나
그 동물의 이빨이 가늘고 길 때는
병원에 가서 상처 속까지
씻어 내는 것이 안전해요.
병원에 가면 병균이 몸속에서
사는 것을 막아 주는 약도
받을 수 있답니다.

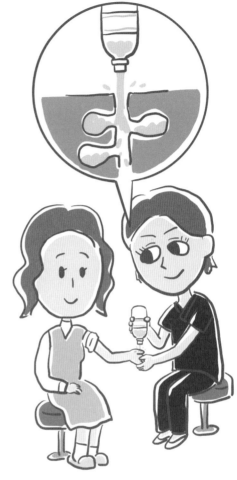

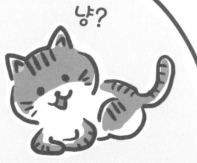

물리지 않도록 조심하면서
귀여운 나비와
사이좋게 지내도록 해요!

동물에게 물렸다면
어떻게 해야 할까?

금방 피가 멈췄으니 괜찮아……라고 가볍게 생각하지 않는 것이 중요!

① 피를 멈추기보다 먼저 흐르는 물에 잘 씻자

고양이나 개 등 동물의 입속에는 여러 가지 병균이 잔뜩 살고 있어요. 물렸을 때 그냥 내버려 두면 병균이 몸속에 퍼져서 상처가 잘 낫지 않게 되지요. 동물에게 물렸다면 곧바로 흐르는 물에 비누로 씻어야 해요.

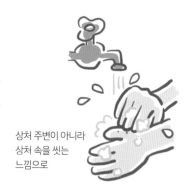

상처 주변이 아니라 상처 속을 씻는 느낌으로

의사 선생님의 조언

고양이의 송곳니는 가늘고 길기 때문에 조심해야 해요!

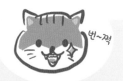

고양이에게 물리면 상처는 2밀리미터 정도밖에 안 돼도 가늘고 긴 송곳니가 깊게 박힐 때가 많아서 조심해야 해요. 개는 무는 힘이 강하기 때문에 뼈가 부러지는 등 큰 상처를 입을 수 있어요. 반려동물로 인기가 많은 토끼나 햄스터, 그리고 뱀도 조심할 필요가 있어요.

② 6~8시간 안에 병원에 가자

조금이라도 빨리 응급실이나 정형외과, 외과 등에 가서 의사 선생님에게 진찰을 받는 것이 좋아요. 병원에서는 상처 속까지 씻어 주고, 필요하다면 감염을 예방하는 약도 줄 거예요. 그런 다음에는 매일 1~2회씩 직접 상처를 깨끗이 씻고, 병균에 감염돼서 빨갛게 부어오르거나 노란 고름이 나오거나 아픈 것이 심해지지 않았는지 확인하도록 해요.

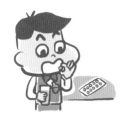

병원에서 주는 약(감염되지 않게 하는 항균제)은 끝까지 먹는 것이 중요해요.

벌레에게 쏘였을 때도 먼저 흐르는 물로 씻어 내요!

먼저 쏘인 곳을 수돗물로 씻어 내고, 가려우면 약을 발라요. 조금 기다려 봤는데 더 붓거나 아파지면 병원에 가는 것이 좋아요. 밖에서 벌레에게 쏘였다면 근처에 둥지가 있을지도 모르니 빨리 그곳을 떠나야 해요.

조심해야 할 벌레

진드기
가려움이나 발진이 나타날 때가 많아요. 눈에 보이는 진드기가 달라붙어 있을 때는 병원에 가서 떼어 달라고 하세요.

벌
쏘이면 알레르기 반응으로 숨쉬기가 힘들어지거나 온몸이 가려워질 때도 있어요.

지네
벌과 비슷한 독을 갖고 있어서 물리면 아파요. 밤에 활동할 때가 많고, 풀숲이나 떨어진 나뭇잎 아래에 있을 때도 종종 있어요.

모기
어른보다 어린이가 더 가려움을 느끼거나 더 크게 부어오르는 경우가 많아요. 벌레 퇴치 스프레이를 사용하거나 긴소매 옷을 입도록 해요.

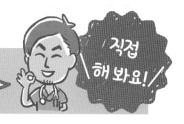

동물에게 물리거나 벌레에게 쏘인 친구가 있으면 물린 곳을 깨끗이 씻고 병원에 가라고 가르쳐 주세요!

직접 해 봐요!

물에 빠졌다!?

구명조끼 거북아 고마워!

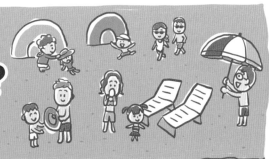

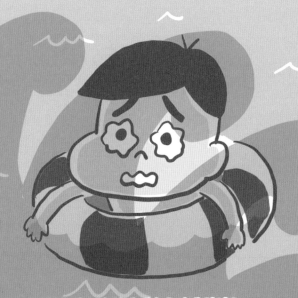

세호가 가족과 함께 해수욕장에 왔어요.

엄마가 구명조끼를 입으라고 말씀하셨지만

세호는 "얕은 곳이라 괜찮아요"라며 고집을 부리네요.

그런데 갑자기 커다란 파도가 몰려왔어요!

주위가 퍼렇고 캄캄해서,

마치 우주에 있는 것 같아요.

어디가 위이고 어디가 아래인지도 모르겠어요.

숨도 쉴 수가 없고, 목소리도 나오지 않아요!

엄마가 어디에 계신지도 알 수가 없어요……

풍덩

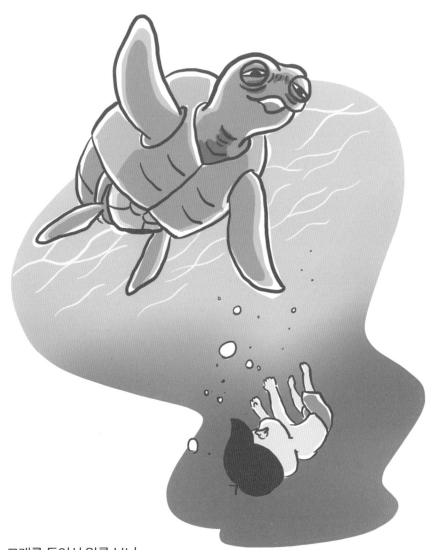

고개를 들어서 위를 보니

구명조끼를 입은 바다거북이 있네요.

"거북아⋯⋯. 도, 도와줘⋯⋯."

"나는 구명조끼 거북이야. 걱정 말고 내 등에 올라타렴."

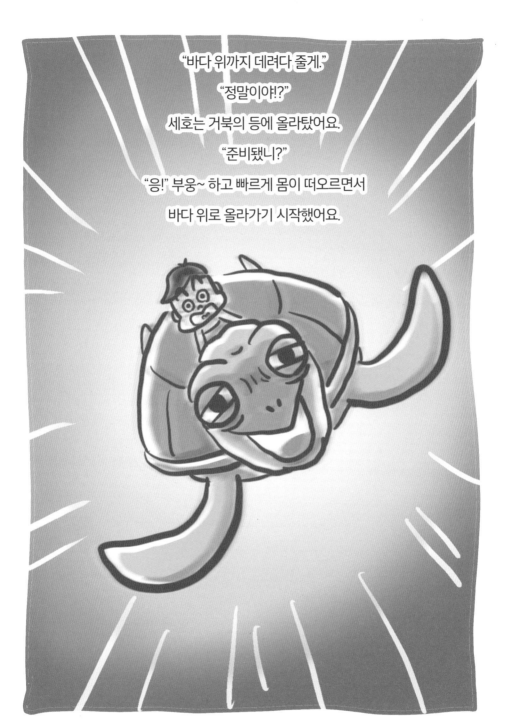

"바다 위까지 데려다 줄게."

"정말이야!?"

세호는 거북의 등에 올라탔어요.

"준비됐니?"

"응!" 부웅~ 하고 빠르게 몸이 떠오르면서

바다 위로 올라가기 시작했어요.

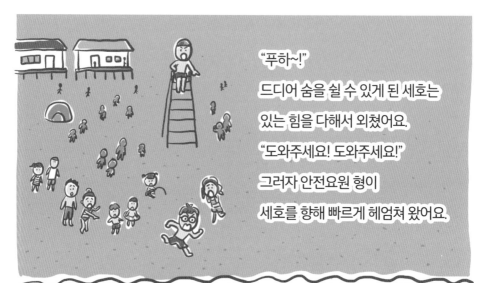

"푸하~!"
드디어 숨을 쉴 수 있게 된 세호는
있는 힘을 다해서 외쳤어요.
"도와주세요! 도와주세요!"
그러자 안전요원 형이
세호를 향해 빠르게 헤엄쳐 왔어요.

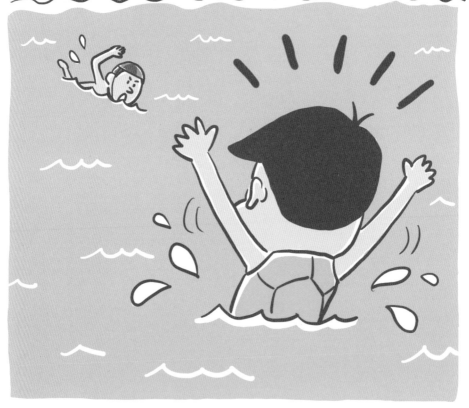

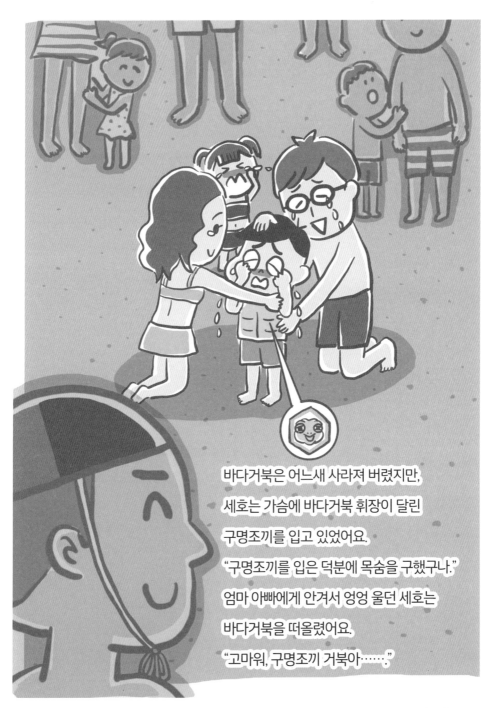

바다거북은 어느새 사라져 버렸지만,
세호는 가슴에 바다거북 휘장이 달린
구명조끼를 입고 있었어요.
"구명조끼를 입은 덕분에 목숨을 구했구나."
엄마 아빠에게 안겨서 엉엉 울던 세호는
바다거북을 떠올렸어요.
"고마워, 구명조끼 거북아……."

물놀이를 하다 물에 빠지지 않으려면 어떻게 해야 할까?

물의 깊이가 5센티미터나 10센티미터밖에 안 되더라도
빠질 수가 있으니 조심하자!!

❶ 구명조끼를 입자!

'깊지 않으니까 괜찮아', '헤엄칠 줄 아니까 괜찮아'라고 생각하기 쉽지만, 전혀 위험하지
않을 것 같은 장소나 상황에서도 물에 빠져서 목숨을 잃는 사람이 있어요. 하지만 구명조
끼를 입고 있으면 얼굴이 물밑으로 가라앉지 않아 숨을 쉴 수 있답니다.

입과 코가
물밑으로 가라앉는다

얼굴이 물 밖으로
나온다

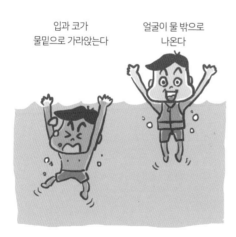

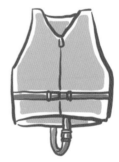

어린이용 구명조끼는 물속에서 얼
굴이 조끼 아래로 내려가지 않도록
가랑이에 벨트가 달린 것을 고르는
것이 좋아요.

물놀이나 수영을 하기 전에 안전을 확인하자!

구명조끼 말고도 물놀이용 신발이나 래시가드 등 다치지 않도록 막아 주는 도구를 갖추고, 물놀이를 하기에 위험한 곳은 아닌지, 위험한 시간대는 아닌지 미리 알아보는 것도 중요해요.

바다의 깊이는 계속 달라져요! 밀물(깊어짐)과 썰물(얕아짐) 시간을 미리 알아보도록 해요

'위험', '수영 금지'라고 적힌 곳에서는 놀면 안 돼요

몸 상태가 좋지 않을 때는 물놀이를 그만둬요

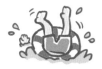

물놀이 튜브가 너무 크면 몸이 빠지고 너무 작으면 뒤집힐 수 있어요. 알맞은 크기를 골라야 해요!

바다에서 놀 때는 구조요원이 있는 곳에서

직접 해 봐요!

자신에게 맞는 크기의 **구명조끼를 올바르게 입어 보자!**

구명조끼가 너무 크거나 작으면 몸에서 벗겨지거나 제대로 물에 뜨지 않을 수 있어요. 몸에 맞는 구명조끼를 고르는 것이 매우 중요하답니다. 몸에 딱 맞게 벨트를 채우고, 가랑이의 벨트도 잊지 말고 채워야 해요.

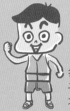

친구들에게도 구명조끼의 중요성을 가르쳐 주세요!

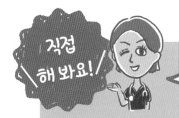

교통사고가 났다!?

안전벨트는 엄마의 포옹

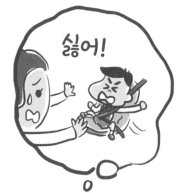

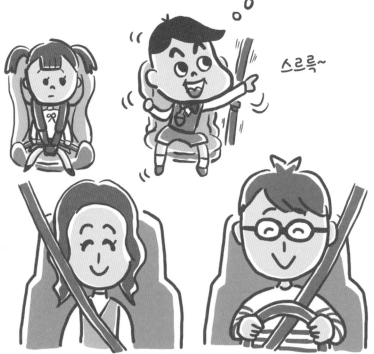

오늘은 가족 모두가 드라이브를 하는 날이에요!

어? 그런데 세호는 안전벨트를 매지 않았네요.

자동차를 탈 때 분명히 엄마가 채워 주셨는데, 몰래 풀었나 봐요.

헉! 고양이가 자동차 앞으로 뛰어들었네요!

아빠는 급히 브레이크를 밟았어요.

끼익~, 와장창!

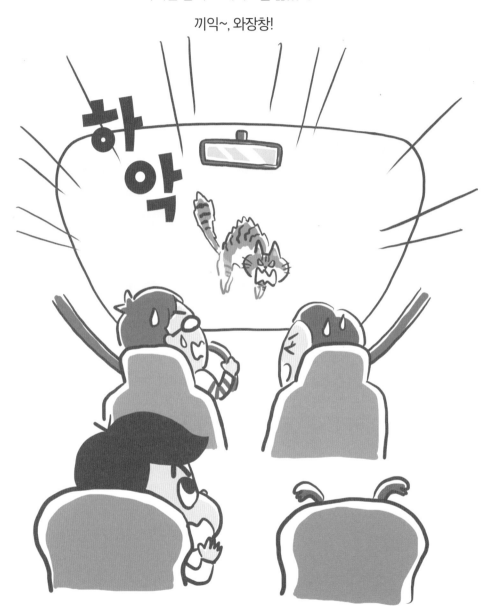

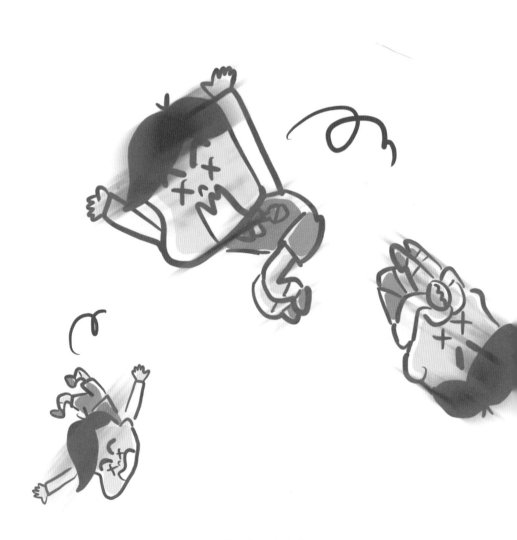

"으아아아아~."

안전벨트를 매지 않았던 세호는

앞쪽으로 튕겨 나가고 말았어요!

어디가 위이고 어디가 아래인지도 모르겠어요…….

어두컴컴한 상자 속에 갇힌 것 같아요.

안전벨트를 풀었기 때문에 이렇게 된 걸까요?

세호는 울음이 터질 것만 같았어요.

"앗, 엄마! 아빠! 도와주세요!!

저 여기 있어요~!"

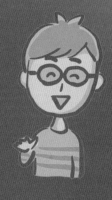
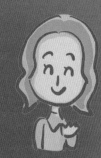

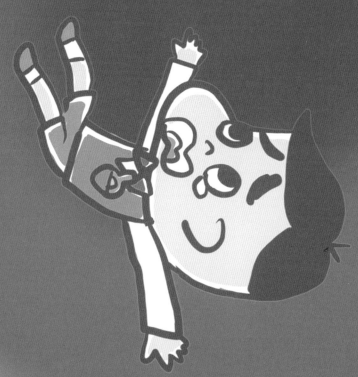

"헉, 꿈이었구나!

아아, 무서운 꿈이었어~."

엄마와 아빠는 웃고 계시네요.

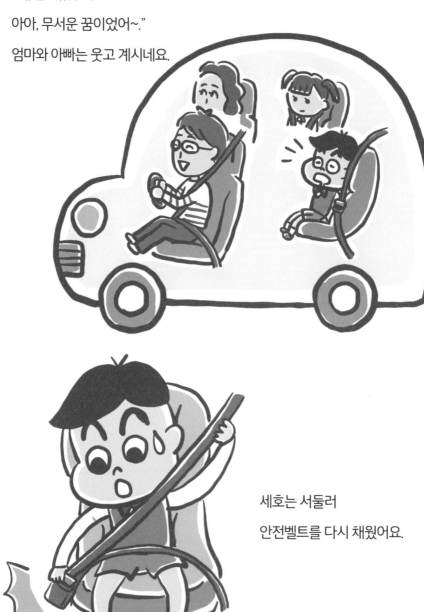

세호는 서둘러

안전벨트를 다시 채웠어요.

이제는 자동차가

갑자기 멈춰 서도 안심할 수 있어요.

안전벨트를 매고 있으니

엄마가 뒤에서

꼭 안아 주시는 것 같네요!

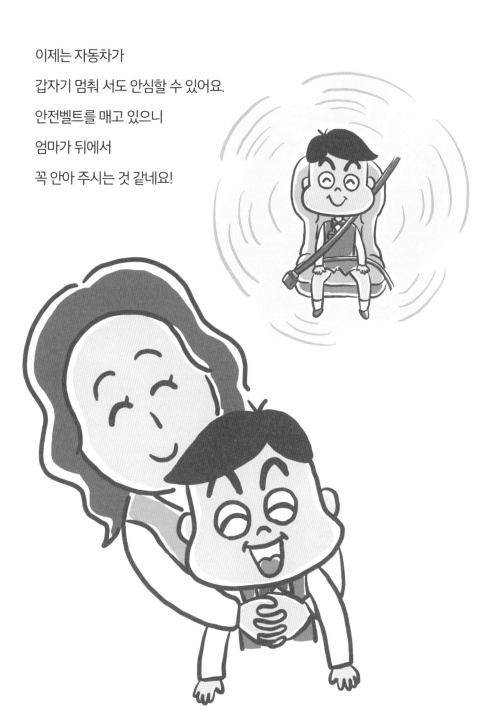

교통사고가 났을 때 몸을 지키려면 어떻게 해야 할까?

몸이 튕겨 나가지 않도록 안전벨트가 지켜 줄 거야!

① **유아용 카시트의 안전벨트를 올바르게 매자!**

안전벨트를 매지 않고 자동차를 타다가 사고를 당하면 여러분의 몸은 공처럼 튕겨 나가서 차 밖으로 날아갈 수도 있어요. 유아용 카시트와 안전벨트는 그런 무서운 일을 당하지 않도록 여러분의 몸을 지켜 줄 거예요.

유아용 카시트

어린이용 시트
몸무게
15~36킬로그램 정도

유아용 시트
몸무게
10~18킬로그램 정도

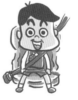

키가 140센티미터 정도일 때까지는
사용해야 해요!

 의사 선생님의 조언

건물의 3층에서 떨어지는 것과 같아요

시속 40킬로미터로 달리는 자동차가 충돌했을 때, 만약 안전벨트를 매지 않고 있었다면 3층(약 6미터 높이)에서 떨어진 것과 같은 충격을 받게 돼요. 몸이 무사할 수 없을 만큼 강한 힘을 받게 되지요.

2

출발 전에 안전벨트를 제대로 맸는지 점검하자

유아용 카시트에 앉아서 안전벨트를 맸더라도 올바르게 맨 것이 아니라면 사고가 났을 때 다칠 수 있어요. 출발 전에 점검 ①②③을 손가락으로 가리키면서 확인하는 것을 잊지 않도록 해요.

점검 ①

어깨 벨트는?
벨트가 목이나 얼굴에 닿지 않도록 조절해요. 어깨나 상체가 쉽게 움직이지 않는지도 확인하세요.

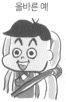
올바른 예

목이나 얼굴에 닿으면 안 돼요

점검 ②

허리 벨트는?
허리 벨트는 허리 아랫부분(골반 부분)을 감싸도록 조절해요. 배를 감싸지 않도록 조심하세요.

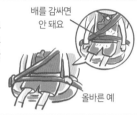
배를 감싸면 안 돼요

올바른 예

점검 ③

몸은 움직이지 않는가?
마지막으로 어깨 벨트와 허리 벨트가 꼬였거나 느슨하지 않은지, 몸이 움직이지는 않는지 확인해요.

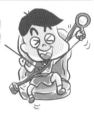
상반신이 움직이면 안 돼요

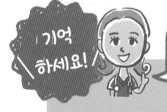
기억하세요!

사고로 크게 다치면 **지금까지 할 수 있었던 것을 할 수 없게 될지도!?**

재미있게 놀고, 맛있게 먹고, 학교에 가고……. 지금까지 할 수 있었던 것을 할 수 없게 된다면 슬프겠지요? 안전벨트를 제대로 매면 엄마가 안아 주시듯이 몸을 꼭 감싸서 여러분을 지켜 줄 거예요.

몸을 다치면
• 숨쉬기가 힘들어져요
• 매우 아파요
• 뼈가 부러져요

머리를 다치면
• 의식을 잃어요
• 말을 할 수 없게 돼요
• 걸을 수 없게 돼요

＼ 목표는 만점! ／
몸과 생명에 관한 퀴즈!

선생님이 내는 퀴즈를 맞혀 보세요!

지금까지 배운 것들, 그리고 의사 선생님들의 말씀을 기억하고 있나요? '눈에 보이지 않는 몸과 생명의 세계'에 흥미가 있는 여러분이라면 틀림없이 전부 풀 수 있을 거예요!

★답은 14페이지에

1 넘어져서 피가 나면 어떻게 해야 할까?

A. 소독약으로 상처를 소독한다
B. 수돗물로 상처를 씻는다

2 머리뼈에서 강하고 튼튼한 부분은 어디일까?

A. 이마
B. 머리 뒤쪽 부분(뒤통수)

3 음식물 등이 목구멍에 걸렸을 때는 어디를 두드려야 할까?

A. 목 뒤쪽
B. 좌우 어깨뼈의 한가운데 부분

4 열사병을 예방하려면 음료수를 어떻게 마셔야 할까?

A. 목이 마를 때 마신다
B. 목이 마르지 않더라도 자주 마신다

5 열사병에 걸린 것 같다면 어떻게 해야 할까?

A. 이마에 냉각 시트를 붙인다
B. 물에 적신 수건을 팔, 겨드랑이, 사타구니에 댄다

6 바이러스나 병균으로부터 몸을 지키는 가장 좋은 방법은?

A. 손을 씻는다
B. 코를 푼다

7 화상을 입었을 때 작은 물집이 생겼다면 어떻게 해야 할까?

A. 물집이 화상의 상처를 지켜 주니 억지로 터트리지 않아도 된다
B. 바로 터트려야 화상이 빨리 낫는다

8 동물에게 물렸다면 병원에 가야 할까? 안 가도 될까?

A. 금방 피가 멈췄다면 병원에 가지 않아도 된다
B. 최대한 빨리(6~8시간 이내) 병원에 간다

9 물에 빠지지 않으려면 어떻게 해야 할까?

A. 구명조끼를 입는다
B. 커다란 튜브를 타고 논다

10 안전벨트를 올바르게 매는 법은 무엇일까?

A. 벨트가 목과 배에 확실히 닿도록 맨다
B. 어깨 벨트는 목, 허리 벨트는 배에 닿지 않도록 맨다

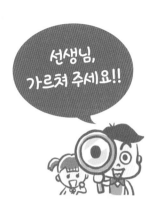

선생님,
가르쳐 주세요!!

병원 병 몸 약 …

여러분의 궁금증을
해결해 줄게요!!

'병원'이나 '병'이라는 말을 들으면 마음이 불안하겠지만,
걱정하지 않아도 돼요!

평소에 활기차게 놀고 있을 때는 병원이나 병에 관해 그다지 생각할 필요가 없어요.
하지만 어느 날 갑자기 병에 걸리거나 다쳐서 병원에 가야 할 일이 생기면 자신이 모
르는 것이 너무 많음을 깨닫게 되지요. 학교 교과서에도 나와 있지 않고 주위 어른들
도 잘 모르는, 그런 여러분의 궁금증을 의사 선생님들과 함께 해결해 봐요. 그리고 몰
랐던 것을 알게 됐다면 다른 사람들에게도 가르쳐 주세요.

선생님들이 가르쳐 줄게요!

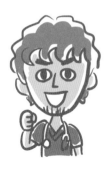 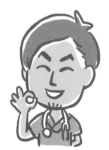 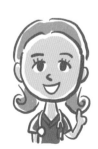 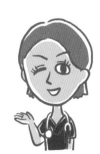

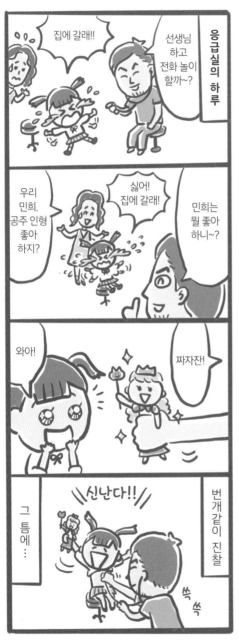

Q. 왜 병원에 가야 하나요?

병이나 다친 곳을 고치려면 가야 해요!

병원이라고 하면 아픈 주사를 맞는 '무섭고 싫은 곳'이라는 생각이 들 거예요. 하지만 여러분의 증상이나 병을 고쳐 주는 중요한 곳이랍니다. 우리 응급실 의사들도 '여러분을 조금이라도 더 건강하게 만들어 주고 싶다'는 마음으로 진찰하고 있지요. 아픈 주사도 정말 필요할 때만 놓아요. '선생님하고 이야기하러 가 볼까?' 정도의 기분으로 병원에 와도 된답니다!

무서워 말아요! 여러분이 무서워하지 않도록 노력하고 있어요!

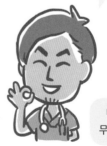

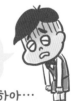

나도 무서워~

하아…

Q. 약을 잘 먹는 방법이 있나요?

Q. 예방 접종은 왜 하는 건가요?

어떤 종류의 약이냐에 따라 먹는 요령이 있어요!

시럽

시럽 종류의 약은 먹기 쉽도록 달콤한 맛이 나는 것이 대부분이에요. 하지만 그 맛이 싫다면 맛이 연해지도록 물을 조금 섞어서 먹어 보세요.

가루약

약간의 찬물이나 미지근한 물에 녹여서 먹어요. 빨리 먹지 않으면 쓴맛이 나는 약도 있으니 먹기 직전에 녹이는 것이 좋아요.

알약·캡슐

입속이나 목구멍에 달라붙기 쉬우니, 먼저 물로 입 안을 적신 다음 약을 혀의 안쪽에 올려놓고 곧바로 물을 마셔서 삼키세요.

병과 싸우는 힘을 키워 줘요!

예방 접종은 몸이 병과 싸우기 위해 필요한 힘(면역)을 강하게 만들어 줘요. 예방 주사를 맞으면 병에 잘 걸리지 않는 강한 몸이 될 수 있지요. 그러니 무서워하지 않아도 돼요. 주사는 우리의 몸을 지켜 주는 중요한 도우미랍니다!

몸 상태가 나쁠 때는 참지 말고 말하세요!

몸 상태가 좋지 않을 때는 '몸의 어떤 부분'이 '어떤 느낌'인지 가르쳐 주세요. '이 근처'라고 손가락으로 가리키거나, 쓰다듬거나, 콕콕 찌른다, 따끔따끔하다, 울렁거린다 같은 느낌을 있는 그대로 말해 주면 돼요. 평소하고 다른 몸의 신호를 발견했다면 엄마나 아빠, 의사 선생님에게 말해 주세요.

Q. 가족이 쓰러졌는데 나밖에 없다면 어떻게 해야 하나요?

용기를 내서 '119'에 전화를 걸어요!!

근처에 어른이 있다면 곧바로 부르러 가세요. 가족이 아닌
사람에게 도와달라고 부탁해도 돼요. 주변에 아무도
없을 때는 망설이지 말고 집 전화나 휴대폰,
공중전화로 '119'에 전화를 거세요. 전화
통화가 시작되면 상담원이 이것저것 물어
볼 텐데, 아는 것만 대답해도 돼요. 걱정할
필요 없어요. 구급차가 도착할 때까지는 쓰러졌거나
다친 사람의 곁에 있어 주세요.

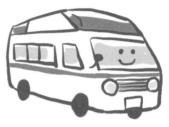

닥터 헬기도 응급 현장에서 활약하고 있어요!

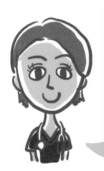

응급차를 타고 현장에 도착해서 환자의 상태를 본 구조대원이 응급차로
는 병원까지 가는 데 오래 걸릴 것 같다거나, 빨리 병원에 데려가는 편이
좋겠다거나, 특별한 병원으로 가야 고칠 수 있다고 판단하면 닥터 헬기를
불러요. 헬기에는 의사와 간호사, 조종사, 정비사가 타고 있어요. 그 밖에
헬기에 지시하는 씨에스(CS)라는 일을 하는 사람도 닥터 헬기의 활약을 뒤
에서 돕고 있답니다.

119에 전화를 걸면
이런 대화를 나누게 돼요!

상담원이 필요한 정보를 물어봐 주니까 걱정하지 않아도 돼요. 가족하고 연습해 봐요!

 119입니다. 무슨 일이세요?   **환자가 있어요**

먼저 구급차가 필요한 환자가 있다고 분명하게 말하세요.

 주소를 말씀해 주세요   **○○시 □□구 △△로 ×××예요**

구급차를 보낼 곳의 주소를 말해 주세요. 만약 집 밖이라면 전봇대의 번호나 주변에 보이는 큰 건물의 간판에 적힌 이름과 전화번호, 표지판에 적힌 도로명 등을 알려 주세요.

 환자는 어떤 상태인가요?   **할머니가 쓰러지셨는데, 괴로우신가 봐요**

'누가', '언제부터', '어떻게 됐고 어떤 상태인가?'를 가급적 자세히 말해 주세요. '의식은 있는지', '숨은 쉬고 있는지'도 알려주세요. '언제부터 상태가 나빠졌는지'를 알고 있다면 그것도 말하세요. 조리 있게 말하지 못하겠어도 상담원이 이것저것 물어봐 주니 걱정할 필요는 없어요.

 환자의 나이는 어떻게 되나요?   **○○세예요**

나이를 알려줄 수 있도록 가족의 나이를 기억해 두세요. 모르는 사람일 경우는 어른인지 아이인지, 나이가 많은 어르신인지, 예를 들면 "저희 아빠가 ○○세인데, 비슷한 나이 같아요"같이 자신이 아는 것을 말해 주세요.

 전화하신 분의 이름과 연락처를 가르쳐 주세요   **제 이름은 ○○○이에요. 그리고 전화번호는……**

자신의 이름, 그리고 전화를 끊은 뒤에 상담원이 다시 연락할 수 있는 전화번호를 알려 주세요. 자신의 집이나 휴대폰 전화번호를 기억해 두면 좋겠지요?

내가 갖고 있는 약을 다른 사람한테 주면 안 되나요?

 친구가 다쳤거나 몸 상태가 좋지 않으면 어떻게 해야 하나요?

사람마다 먹을 수 있는 약이나 먹는 양이 다르답니다

나는 먹어도 괜찮지만 친구나 다른 사람은 먹으면 위험한 약도 있을 수 있어요. 또 병원에서는 환자의 몸무게에 맞춰서 약의 양을 결정한답니다. 그러니 친구끼리 약을 나눠 먹거나 해서는 절대로 안 돼요!

친구에게 일어난 일을 주위 어른에게 알리자

친구가 다쳤거나 몸 상태가 좋지 않아서 움직이지 못하는 것 같으면 빨리 어른을 부르러 가세요. 그리고 몇 시쯤에 어떻게 다쳤는지, 몸 상태가 어떻게 안 좋은지 등을 어른에게 알려주세요. 친구를 위해서도 최대한 자세하게, 숨기지 말고 말하는 것이 정말 중요해요.

 너무 피곤하면 어떻게 하는 게 좋나요?

푹 자는 것이 건강의 시작이에요!

너무 피곤한 날에는 평소보다 조금 일찍 이불 속으로 들어가 보세요. 피곤한 만큼 열심히 하루를 보낸 자신을 칭찬해 주면서 눈을 감으면 다음날에는 다시 몸이 쌩쌩해질 거예요. 그 밖에 몸을 움직여서 피로를 풀어 주는 방법도 있어요. 심호흡하면서 산책을 해 보세요. 피로가 조금은 풀릴지도 몰라요!

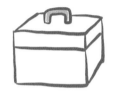

'배워 봐요' 페이지에 나왔던
도구들을 한 번 더 살펴보자!

바셀린(연고)
피부나 상처가 마르지 않도록 지켜 줘요. 병원에서 받은 것을 써도 되고, 약국에서 산 것을 써도 괜찮아요.

1회용 반창고
보통 크기나 모양 이외에도 큰 것, 사각형이나 길쭉한 것 등 여러 종류가 있어요. 상처의 크기에 맞는 것을 쓰면 돼요.

반창고
거즈나 붕대가 움직이지 않도록 고정하는 데 사용해요. 피부를 상하지 않게 하는 것이나 가위가 필요 없이 손으로 끊을 수 있는 것도 있어요.

거즈
'응급처치용', '의료용' 등으로 팔리는 깨끗한 것을 준비해 놓도록 해요. 약국에서 살 수 있어요.

보냉제
곧바로 쓸 수 있도록 냉동실에 넣어 둔 것 이외에 일회용 등을 구급상자에 넣어 놓으면 편리해요.

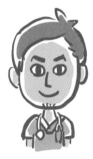

언제라도 쓸 수 있도록 구급상자에 넣어 두세요

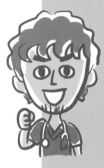

편리한 바셀린!
피부가 벗겨졌거나 베었을 때, 뜨거운 것에 데었을 때, 햇볕에 탔을 때, 바셀린이 상처가 깨끗이 낫도록 도와줘요. 그리고 사실은 손가락에 달라붙은 접착제를 떼어낼 때도 쓸 수 있답니다! 굉장하지요?

'피가 났다', '열사병', '화상' 등의 '배워 봐요' 페이지에 나왔던 도구들을 기억하고 있나요? 필요할 때 언제라도 쓸 수 있도록 구급상자에 넣어 두세요. 쓰는 법을 가족과 함께 연습해 두면 긴급할 때 큰 도움이 될 거예요!

어른이 기억해 둬야 할 것들

갑작스러운 부상이나 사고, 병 등이 발생했을 때 당황하지 않고 가족이나 주위 사람들과 함께 적절한 처치를 할 수 있도록 어른이 기억해 둬야 할 응급 처치의 포인트를 소개합니다.

아이의 생명을 지킨다

타박상 · 염좌에 응급 처치를 할 때는 RICE를 기억하세요

아이는 넘어지거나 다른 사람 또는 물건과 부딪쳐서 다치는 일이 많습니다. 염좌는 인대가 손상된 상태를 뜻하는데, 아이는 뼈가 연하기 때문에 관절이 뒤틀려서 박리 골절을 일으킬 때도 있지요. 머리나 얼굴, 배를 부딪쳤거나 붓기 또는 통증이 심할 때는 즉시 병원으로 데려가 주세요. 가벼운 타박상이나 염좌에 응급 처치를 할 때는 RICE(오른쪽 참조)를 기억하고 실천하면 통증이나 붓기를 최소한으로 억제할 수 있습니다.

R   Rest   안정

최대한 움직이지 않게 할 것. 다친 부위가 발목이나 손목이라면 최대한 하중이 가해지지 않게 한다.

I   Ice   냉각

보냉제 등으로 환부를 식힌다. 1~2시간마다 15분씩, 다친 뒤로 6시간 정도는 환부를 식혀 준다.

C   Compression   압박

탄력이 있는 붕대나 테이프로 환부를 적절히 압박하듯이 감아 준다.

E   Elevation   올리기

환부를 심장보다 높게 올린다.

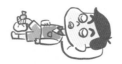

경련을 일으켰다면 회복 자세로 눕혀서 질식을 방지하세요

경련은 뇌가 제대로 활동하지 못해서 몸이 부들부들 떨리거나 뻣뻣해지는 발작입니다. 아이가 경련을 일으켰을 때는 먼저 안전한 장소에 눕히고, 토를 할 수도 있으니 질식하지 않도록 회복 자세로 눕히세요. 경련을 일으켰다면 금방 상태가 나아졌더라도 본인이 판단하지 말고 병원에 가서 진찰을 받는 것이 원칙입니다.

회복 자세란?

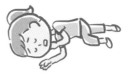

옆을 보도록 눕히고, 아래쪽 팔은 앞으로 뻗게 하거나 가볍게 굽힌다. 위쪽 손은 손등이 위를 향하게 해서 뺨 아래에 괴고, 머리를 젖혀서 기도를 확보한다. 위쪽 다리는 무릎을 직각으로 굽힌다.

아이가 이물질을 삼켰다면 억지로 토하게 하지 말고 즉시 병원으로 데려가세요

1~3세의 아이는 물건을 삼키는 경우가 종종 있는데, 그럴 때 입속에 손가락을 집어넣는 등의 방법으로 억지로 토하게 하는 것은 좋지 않습니다. 오히려 식도 등의 점막을 손상시키거나 질식 또는 폐렴의 원인이 될 수 있지요. 특히 오른쪽과 같은 물건을 삼켰다면 즉시 병원으로 데려가 진찰을 받아야 합니다. 그 밖에 독성이 있는 것, 바늘 등의 예리한 이물질, 어른이 먹는 약 등도 위험합니다. 아이가 삼킨 것과 같은 물건이 있다면 진찰을 받으러 갈 때 지참하시기 바랍니다. 판단하기 어렵다면 전문가의 지시를 따르는 것도 한 가지 방법입니다(112페이지 참조).

이런 것들은 특히 주의가 필요!

● **가열 담배**
궐련보다 안전하다는 이미지가 있는데, 사용 전후의 스틱을 영유아가 삼키는 사고가 증가하고 있습니다. 잘못 삼켰을 경우 물이나 우유를 마시게 하지 말고 즉시 병원으로 데려가세요.

● **동전형 전지**
전지가 방전되거나 내용물이 새어 나와서 소화관을 손상시킵니다. 빠르면 2시간 이내에 식도가 손상되기도 하지요. 1세 이상이라면 꿀을 한 스푼 먹이고 즉시 병원으로 데려가세요.

● **가정용 세제, 자석**
캡슐 세제는 알록달록하고 냄새도 좋아서 아이들이 과자인 줄 알고 삼키기 쉽습니다. 자석은 여러 개가 몸에서 나오지 않고 머물러 있으면 위나 장에 구멍이 뚫릴 위험이 있습니다.

어린이 열사병의 특징

아이는 체온이 쉽게 오르며 탈수 증상을 일으키기 쉽습니다. 다만 영유아는 보호자가 곁에 있을 때가 많기에 중증화되는 일이 적습니다. 중증화의 위험성은 사춘기 이후가 더 높지요. 노는 데 열중하는 경우가 많아서 특히 스포츠를 할 때는 야외뿐만 아니라 실내에서도 주의가 필요합니다. 수시로 수분을 보충하게 하고, 감기나 위염 등에 걸렸다면 열사병에 걸리기 쉬우니 건강관리에 온 힘을 다해야 합니다. 적절한 수준에서 놀도록 이끌어 주시기 바랍니다. 또한 더위에 익숙해지게 하는 것도 중요합니다.

신경 써야 할 예방 포인트

● **복장**
열이나 습기가 쌓이지 않도록 흡습성, 통기성이 좋은 소재로 만든 옅은 색의 옷을 추천합니다. 품이 넉넉한 옷을 입히는 것도 체온이 오르는 것을 막는 데 도움이 됩니다.

● **지열 · 자동차 안**
유모차를 탄 아이나 키가 작은 아이는 지면에서 올라오는 열의 영향을 받기 쉽습니다. 또한 자동차 안 등 더운 환경에 아이를 혼자 두는 것은 아무리 짧은 시간이라도 절대 금물입니다!

● **실내**
햇볕이 들어오지 않더라도 무더운 실내는 역시 주의가 필요합니다. 특히 체육관은 밀폐돼서 바람이 들어오지 않을 때도 많으므로 열사병에 걸릴 가능성이 높은 장소입니다.

● **수분 섭취**
더운 환경에서 활동할 때는 시작 전에 수분을 충분히 섭취시키기 바랍니다. 활동 중에는 기본적으로 초등학생의 경우 20분마다 100~250밀리리터, 중학생의 경우 1시간마다 1~1.5리터의 수분 보충이 필요합니다.

물속에도 병균이!

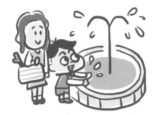

공원에는 분수나 아이들이 놀 수 있도록 만든 수로 등 물놀이를 할 수 있는 곳이 많습니다. 깨 끗한 물처럼 보여도 위생 관리가 돼 있지 않으 면 레지오넬라균 등 잡균이 번식하고 있을 위험 성이 있으니, 물을 만진 뒤에도 깨끗하게 손을 씻도록 지도해 주시기 바랍니다.

이런 곳에 있었다면 꼭 손을 씻게 하세요

손을 씻는 습관을 들였다고 생각해도 아이들은 어른 이 눈을 돌린 순간 손을 씻는 시늉만 하기 때문에 주 의가 필요합니다. 공원에서 논 뒤에는 반드시 손을 깨 끗이 씻게 하세요. 놀이 기구는 물론이고, 모래밭에도 의외로 병균이 많습니다. 개나 고양이 같은 동물이 지 나다니고 벌레도 많아서 해로운 세균이 숨어 있을 수 있지요.

또한 가정에서는 현관문이나 화장실보다 잡균이 많은 곳이 바로 주방입니다. 특히 행주는 잡균이 좋아 하는 조건이 갖춰진 요주의 아이템입니다.

아이 화상의 특징과 예방 포인트

어릴수록 피부가 얇기 때문에 아이가 화상을 입으 면 어른에 비해 깊은 곳까지 피부가 손상되는 경향 이 있습니다. 전기 담요 등이 원인이 되는 저온 화상 도 가벼운 화상처럼 보이지만 깊은 곳까지 화상이 진행됐을 수 있지요. 화상을 일으킬 수 있는 뜨거운 물건을 아이의 손이 닿는 범위에 두지 않는 등 아이 의 성장에 맞춰서 배려하는 것이 아이의 화상을 예 방하는 가장 효과적인 대책입니다.

손이 닿는 범위를 파악합시다

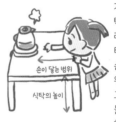

가령 3세 아동의 경우, 식 탁의 높이가 70센티미터 라면 120-70=50센티미 터는 식탁에 몸을 기대고 손을 뻗었을 때 닿는 범 위라는 식으로 파악해 놓 고 그 범위에는 뜨거운 물건을 두지 않도록 주의 합니다.

식탁의 높이+손이 닿는 범위=
1세 90센티미터 · 2세 약 110센티미터 · 3세 약 120센티미터

이럴 경우는 빨리 병원으로!

● 안면의 화상
● 화상의 범위가 전신의 10퍼센트 이상(팔 하나, 다 리 하나가 전체의 10퍼센트에 해당)
● 깊은 화상(피부색이 하얗게 변했다)

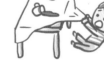

식탁보 주의

손이 닿지 않더라도 식탁보를 잡아당겨서 뜨거운 물건을 쓰러트릴 수가 있습니다. 냄비 등의 손잡이도 가스레인 지 밖으로 튀어나와 있으면 잡으려고 하지요.

냉각 시트는 열을 내리지 못한다!?

아이가 열이 나면 냉각 시트를 붙여 줄 때가 많습니다. 냉각 시트를 붙이면 분명히 시원해져서 기분이 좋아지지만, 열을 내리는 해열 작용을 하는 것은 아닙니다. 어디까지나 괴로움을 덜어 주는 도구임을 알고 사용하시기 바랍니다.

아이가 열이 날 때의 대처

흔히 체온이 섭씨 38도가 넘을 경우 열이 난다고 하는데, 아이의 경우는 감기일 가능성이 높으며 체온과 증상의 심각성은 관계가 없습니다. 생후 3개월 미만인 아기는 열이 나면 즉시 병원으로 데려가세요. 생후 3개월 이상일 경우, 열이 나더라도 기운이 있다면 서둘러 병원에 갈 필요는 없습니다. 식욕이 없는 등 힘들어 보인다면 해열제를 먹이고 열이 내리기를 기다리세요. 발열이 4일 이상 계속된다면 그때는 병원에 데려가시길 바랍니다.

아이가 물에 빠졌을 때는

물에 빠지면 허우적대며 "살려주세요!"라고 외칠 것 같지만, 아이는 '조용히 가라앉는' 경우가 많습니다. 또한 수심이 5센티미터나 10센티미터밖에 안 되는 얕은 곳에서도 코와 입이 물에 잠기면 익사할 수 있습니다. 물에 빠진 사람을 발견하면 수영에 자신이 있더라도 혼자서 구하러 가지 말고 주위의 사람들과 협력하세요. 구조 후에는 숨을 쉬는지 아닌지에 따라 응급 처치를 합니다.

구조했다면
- - - - →

❶ 혼자서 헤엄쳐 가지 말고 주위에 도움을 요청한다

설령 수영을 잘하더라도 혼자서 구하려 해서는 안 됩니다. 물에 빠진 사람을 계속 주시하면서 큰 소리로 주위에 도움을 청해 협력자를 모으세요. 먼저 자신의 안전을 제일로 생각하는 것이 중요합니다.

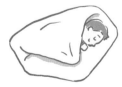

❷ 의식이 있는지 확인한다

말을 걸면 대답하는 등 의식이 있다면 마른 수건으로 몸을 닦아 주고 몸이 따뜻해지도록 모포 등으로 감싸 줍니다. 몸을 떨거나 토하는 등 상태가 좋지 않으면 병원으로 데려가세요. 의식이 없다면 구급차를 부르고 주위 사람들에게 AED(115페이지 참조)를 가져와 달라고 부탁합니다.

❸ 정상적으로 호흡하고 있는지 확인한다

이어서 가슴이나 배를 유심히 살피며 호흡을 확인합니다. 호흡이 없거나 헐떡이는 듯한 비정상적인 호흡을 하고 있다면 심장 마사지(114페이지 참조)를 시작합니다. 누군가가 AED를 가져왔다면 음성 안내에 따라서 응급 처치를 합니다.

가족 또는 주위 사람들의 생명을 지킨다

구급차를 불러야 할지
판단하기 어렵다면

자신의 아이는 물론이고 가족이나 친한 사람이 갑자기 병 또는 부상으로 쓰러졌을 때, 구급차를 불러야 할지 아니면 상태를 지켜보면서 병원으로 데려가야 할지 판단하기 어려운 경우가 있습니다.

반드시 구급차를 불러야 할 상황을 미리 알아 두거나 119에 전화를 걸어 상담하시기 바랍니다.

반드시 구급차를 불러야 할 상황

직접 안전하게 진찰을 받으러 갈 수 없는 상황일 때도 구급차 요청을 고려합니다.

- 기도폐쇄
- 호흡곤란이나 숨을 쉬지 않는 경우
- 심장마비
- 심장질환이나 흉통
- 의식이 없는 경우
- 심한 출혈
- 척추손상이 의심되는 경우

- 마비 환자
- 중독환자
- 물에 빠졌을 때
- 심한 화상
- 전기 손상
- 자살 기도
- 분만
- 경련 환자

알아 두면 좋은 정보 ❶
반드시 구급차를 불러야 할
상황을 알아 둔다

중앙응급의료센터 홈페이지의 '응급 상황 시 대처 요령'에는 '반드시 119에 연락해 빨리 도움을 받아야 하는 응급 상황'이 나와 있어요. 전화 상담보다 간편하니, 즐겨찾기를 해 놓았다가 응급 상황이 발생했을 때 활용해 보세요.

응급 상황 시 대처 요령

https://www.e-gen.or.kr/egen/emergency_treat.do

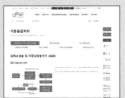

국립중앙의료원 중앙응급의료센터의 홈페이지예요. 응급 상황에서 해야 할 행동이 알기 쉽게 소개돼 있어요.

알아 두면 좋은 정보 ❷
전화 상담은 119로

예전에는 1339번에서 응급 의료 상담 서비스를 했지만, 2013년부터 1339번과 119번이 통합돼서 지금은 119로 전화를 걸어 상담을 받으면 돼요.

그 밖에 보건복지부가 제작한 '응급의료정보제공'이라는 앱에서는 응급실 정보, 공휴일에 문을 여는 의료 기관과 약국, 응급 처치 요령, 자동심장충격기(AED)의 위치 등을 검색할 수 있어요.

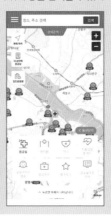

사람이 쓰러졌다면(1차 소생 처치)

숨을 쉬지 않거나 심장이 멈추거나 상태가 불안정해진 사람의 심폐 기능을 보조하는 것을 '1차 소생 처치'라고 합니다. '1차 소생 처치'의 특징은 의료 지식이 없는 일반인도 할 수 있다는 것으로, AED를 사용할 때도 음성 안내를 따르기만 하면 됩니다. 전체적인 흐름을 알아 두면 소중한 사람 또는 주변 사람의 생명을 지키는 데 도움이 된답니다.

주위의 안전을 확인한다

먼저 자동차나 오토바이, 자전거, 사람의 왕래 여부 등 소생 처치를 안전하게 할 수 있는 곳인지 확인합니다. 위험이 없도록 주위 사람들과 협력합니다.

반응을 확인한다

양어깨를 가볍게 두드리면서 큰 목소리로 "제 목소리가 들리나요?" 같은 말을 건네 의식이 있는지 확인합니다. 눈을 뜨거나 목소리 또는 몸짓으로 대답을 하는지 확인합니다.

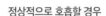
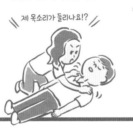

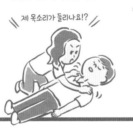
협력을 요청한다

● 구급차를 부른다
● AED를 준비한다

큰 소리로 "사람이 쓰러졌어요", "이리로 와 주세요", "도와주세요" 같은 요청을 해서 도와줄 사람을 모읍니다. 또한 개개인에게 "119에 전화해 주세요", "AED를 찾아서 가져와 주세요"라고 해야 할 일을 명확히 지시합니다.

숨을 쉬고 있는지 확인한다

가슴이나 배가 위아래로 움직이고 있다면 숨을 쉬고 있다고 판단할 수 있습니다. 가슴이나 배가 움직이지 않을 경우는 정상적으로 숨을 쉬고 있다고 말할 수 없습니다.

정상적으로 호흡할 경우

불러도 반응이 없더라도 정상적으로 숨을 쉬고 있음을 확인했다면 구급차가 도착하기를 기다립니다

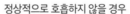
정상적으로 호흡하지 않을 경우

즉시 가슴 압박(114페이지 참조)을 시작합니다. 119 지령 요원의 지시를 따릅니다.

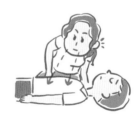

이곳도 CHECK → 중앙응급의료센터 응급 상황 시 대처 요령
https://www.e-gen.or.kr/egen/first_aid_basics.do

심장 마사지(가슴 압박)를 하는 방법

가슴뼈를 깊게 눌러서 심장 주변에 압력을 가함으로써 움직이지 않게 된 심장 대신 펌프처럼 혈액을 보냅니다. 의외로 힘이 드니 주위 사람들과 교대하면서 구급차가 도착할 때까지 계속합니다.

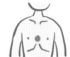

누르는 위치

좌우 가슴의 사이에 있는 '가슴뼈'의 아래쪽 절반을 5센티미터 정도 들어가도록 누릅니다.

깍지를 끼는 법

한쪽 팔을 앞으로 뻗고, 손등 쪽에 다른 손을 포갠 다음 손가락을 구부려서 깍지를 낍니다. 손바닥의 밑동 부분으로 누릅니다.

누르는 요령

무릎을 꿇은 자세로 다리를 어깨너비로 벌리며, 양 팔꿈치를 곧게 펴고 위에서 수직으로 체중을 실어서 누릅니다

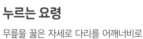

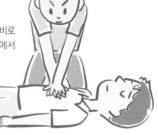

 1 강하게

흉부가 5센티미터 정도 들어갈 만큼 체중을 실어서 수직으로 강하게 누릅니다. 다만 계속 눌린 채로 있으면 효과가 약하기 때문에 원래의 높이까지 되돌렸다가 다시 누르기를 규칙적으로 반복합니다.

 2 빠르게

1분에 100~120회의 속도로 반복합니다. 동요 '아기 상어' 리듬으로 압박한다고 기억해 두면 좋습니다.

 3 쉬지 않고

단 10초만 중단해도 소생률이 하락하기 때문에 교대 과정에서 중단되는 시간도 최소한으로 줄여야 합니다. 또한 위치가 어긋나지 않도록 누르는 것도 중요함을 명심하시기 바랍니다.

유아의 경우(1세 미만)

유두와 유두를 연결한 선의 중간 부분을 한쪽 손의 셋째 손가락과 넷째 손가락으로 누릅니다. 다른 쪽 손은 이마를 가볍게 잡아서 지탱하고, 가슴 두께의 1/3 정도 깊이까지 들어가도록 누르기를 반복합니다.

소아의 경우(1~8세 미만)

누르는 위치는 어른과 같지만, 너무 세게 누르지 않도록 한 손만을 사용합니다. 머리를 가볍게 젖히고 가슴 두께의 1/3 정도 깊이까지 들어가도록 누르기를 반복합니다.

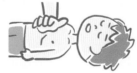

AED를 사용하는 법

AED는 '자동제세동기' 혹은 '자동심장충격기'라고 하며, 심정지의 원인이 된 부정맥을 전기 충격으로 멈추기 위한 기구입니다. 여러 종류가 있지만 전부 음성 안내를 따라서 단추를 누르기만 하면 사용할 수 있으며, 전극 패드를 대는 위치도 그림으로 표시돼 있습니다.

환자 곁에 둔다

AED가 도착하면 코드가 닿도록 쓰러져 있는 사람의 곁에 놓습니다.

전원을 켜고, 음성 안내에 따라 진행한다

 AED에는 여러 유형이 있지만, 어떤 유형이든 전원을 켜면 음성 안내가 흘러나오므로 안내에 따라서 진행합니다.

패드를 붙인다

환자의 흉부를 노출시킨 다음, 습포제 등은 제거하고 땀과 수분을 닦아냅니다. 속옷을 입고 있다면 벗기거나 속옷 속의 피부에 직접 붙입니다.

심전도 분석

AED가 부정맥의 유무를 분석합니다. "환자에게서 떨어지세요"라는 음성이 흘러나오면 주위 사람과 함께 환자에게서 손을 떼고 만지지 않도록 합니다.

음성 안내에 따라 가슴 압박을 재개한다

 "제세동 필요합니다"라는 음성이 흘러나왔다면 쇼크 버튼을 눌러서 전기 충격을 줍니다. 그 후에는 즉시 가슴 압박(114페이지 참조)을 재개합니다.

이쪽도 편리
자동심장충격기(AED) 홍보 동영상

AED의 사용법과 심폐 소생술의 요령을 가르쳐 주는 동영상입니다. 짧은 동영상이어서 부담 없이 볼 수 있습니다.

https://www.e-gen.or.kr/egen/aed_promotion_clip.do

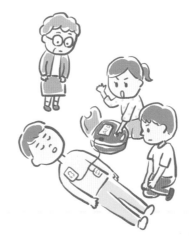